SÂRA D. AYTAÇ
Ausgeblutet

Dr. med. Sâra D. Aytaç

AUSGE**BLUTET**

Als Ärztin im Schockraum unseres
maroden Gesundheitssystems

Lübbe

Dieser Titel ist auch als Hörbuch und E-Book erschienen

Die Bastei Lübbe AG verfolgt eine nachhaltige Buchproduktion. Wir verwenden Papiere aus nachhaltiger Forstwirtschaft und verzichten darauf, Bücher einzeln in Folie zu verpacken. Wir stellen unsere Bücher in Deutschland und Europa (EU) her und arbeiten mit den Druckereien kontinuierlich an einer positiven Ökobilanz.

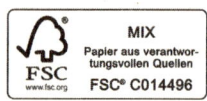

Originalausgabe

Copyright © 2022 by Bastei Lübbe AG, Köln

Textredaktion: Michael Schickerling, München
Umschlaggestaltung: Guter Punkt, München | www.guter-punkt.de
Einband-/Umschlagmotiv: © Jo Kirchherr Photographie, Köln
Satz: hanseatenSatz-bremen, Bremen
Gesetzt aus der Adobe Garamond Pro
Druck und Einband: GGP Media GmbH, Pößneck

Printed in Germany
ISBN 978-3-431-05027-1

5   4   3   2   1

Sie finden uns im Internet unter: luebbe.de
Bitte beachten Sie auch: lesejury.de

Für Phaidros.
Mal wieder.

Inhalt

Prolog

Wir befinden uns heute, im Dezember 2021, mitten in der vierten und hoffentlich letzten Welle der gegenwärtigen Geißel der Menschheit, SARS-CoV-2. Und wie absurd es auch klingen mag: Einem höchstens 140 Nanometer durchmessenden Virus könnte gelingen, was all die Brandbriefe, empörten Aufrufe, Streiks und Proteste der Beschäftigten im Gesundheitssystem seit Jahren vergeblich versuchen klarzustellen: Es muss sich Grundlegendes ändern.

Das Virus selbst führt dazu, dass wir nicht umhinkommen, dieses System wie unter einem Mikroskop zu betrachten. Mit Schrecken zeigt sich bei einer 250-fachen Vergrößerung ein Zellverband, dessen einzelne Zellen im Sterben begriffen, apoptotisch, sind: Zellen, die keine intrazellulären Ressourcen mehr haben, keine Verbindungen mehr zu dem umliegenden Gewebe aufweisen und randvoll mit toxischen Metaboliten sind. Analog zu den schwindenden und aufgebrauchten personellen Ressourcen, Kompetenzen, Flexibilität und letztlich Erfolgsaussichten dieses ganzen Systems.

Wie es sich nun anfühlt als gewissenhafter Arzt, im Speziellen als Chirurg, in diesem deutschen Gesundheitssystem zu arbeiten?

Zum besseren Verständnis und Empathie dieser Situation gegenüber zitiere ich einen sehr engagierten Kollegen, der diesen Einsatz entgegen allen Widrigkeiten brachte und dies regelmäßig mit seiner eigenen Gesundheit bezahlte: »Wir fahren mit 300 Kilometern pro Stunde über die Autobahn, das Gaspedal ist komplett durchgedrückt, wir können uns vor lauter Angst und Panik auf nichts anderes mehr konzentrieren als auf die paar Meter Asphalt vor unserer Nase. Aber unsere Sichtweite beträgt – drei Meter.« Drei Meter sind nicht viel. Der tödliche Frontalzusammenstoß ist absehbar, deswegen sollte jemand freundlich vorab darauf hinweisen.

Es ist mehr eine Pflicht, gar eine Bürde, als dass es eine Erleichterung oder gar Absolution bedeuten könnte. Dieses Buch ist entstanden aus ärztlichem Ethos, der Pflicht und der Loyalität einem ausgelieferten Patienten gegenüber, der in der rasanten Abwärtsspirale des deutschen Gesundheitssystems und dem einhergehenden Ausverkauf der Versorgungsqualität der große Verlierer und Leidtragende ist. Doch während die zuständigen Politiker und Lobbyisten mit schweißnassen Händen und hechelnd wie fette Freier vor ihren noch fetteren Lieblingshuren aus lauter Angst vor einer Niederlage in der nächsten Wahl diese bittere Realität als harmlose Nichtigkeit abtun, wissen alle meine Kollegen und ich: Es geht nicht mehr um die Frage, ob Patienten zu Schaden kommen, sondern nur noch um das Ausmaß der Folgen einer zunehmend schlechteren Medizin.

Ja, die Angst der Aesculap-Schlange um ihren klapprigen Arsch ist sehr berechtigt. Denn leider beruhen alle Schilderungen auf der nackten, zum Himmel »Scheiße!« schreienden Wahrheit, wie sie sich jeden Tag aufs Neue in zahlreichen Variationen in leider zu vielen deutschen Krankenhäusern wiederholt.

3 Uhr nachts:
Die Welt und mein Patient schlafen

Ich bin Chirurgin und stehe im OP. Warum genau weiß ich nicht mehr, nach knapp zwanzig anstrengenden Stunden im Dienst bin ich zu müde, mich darüber aufzuregen, dass der Operationspunkt mühelos medizinisch sinnvoll auch morgen Vormittag von einem ausgeruhten Team gemacht werden könnte. Aber das morgige OP-Programm ist voll. Und mein Chef, der lange schon keine Dienste mehr machen muss, hat festgelegt, dass alles nachts wegoperiert wird, um das Programm des Folgetags nicht durcheinanderzubringen.

Meine Waden sind aus Blei, meine Augen brennen in der trockenen Luft. Ich habe Durst. Mein Assistent hängt schlafend an einem OP-Haken – ich wecke ihn, als ich diesen neu platziere. Die Schwester ist sonst immer in der Geburtshilfe und Frauenheilkunde eingesetzt, sie kennt keinen der Bohrer oder sonst irgendein Instrument des Oberschenkelnagels für diesen hüftgelenksnahen Bruch. Die OP-Zeit wird dadurch mindestens zwanzig Minuten länger dauern. Der Patient ist 82 Jahre und krank, hat gute Chancen, die OP nicht wegzustecken. Ich gähne unter meinem Mundschutz. Mein Assistent zuckt abermals zusammen, als ich seine Hand berühre und den Haken neuerlich umsetze.

»Tschulligung, rough day at the office today«, murmelt er und schüttelt seinen Kopf, um wach zu werden. In Gedanken bin ich bei der Blutkrebspatientin, die ich bei einem komplexen Schulterbruch heute zwei Stunden lang unter hochkarätigem seemännischem Gefluche versorgt habe. Ich hatte für sie postoperativ ein Bett auf der Intensivstation reserviert, denn aufgrund ihrer desolaten Blutwerte brauchte sie viele Blutkonserven und ließ sich dennoch kaum stabilisieren. Wenige Minuten vor Beendigung der OP kam der Anruf von der Intensiv: Man könne kein weiteres Bett belegen, es gebe nicht ausreichend Pflegepersonal. Ich blicke ungläubig zum Anästhesisten, der mir die großartige Nachricht überbringt. Ich frage: »Und nun? Soll ich die Patientin mit heimnehmen?« Sie landet über Nacht im Aufwachraum, die für sie sicher unangenehmste und für alle Beteiligten aufwendigste dämliche Lösung. Ich schaue jede Stunde nach ihr und fühle mich mies, dass sie hier wie auf der Autobahnraststätte zwischengeparkt ist.

Unsere Blutkonserven neigen sich dem Ende zu, eine Operation für den Folgetag wird abgesetzt, weil der Patient selbige Blutgruppe hat und meine Patientin die letzten zwei Konserven bekommt. Nachschub ist nicht in Sicht, und zwar nachhaltig nicht – Blutspende in Zeiten von Urlaub und Pandemie ist so mies wie schon lange nicht mehr. Hätte ich gewusst, dass einige Tage später ein Kollege in den Abendstunden mit einer Genehmigung in letzter Sekunde und ein paar Styroporboxen auf dem Rücksitz nach Luxemburg in seinem privaten Pkw bollern wird, um Blutkonserven mitzubringen, wäre ich sicher auch jetzt um kurz nach 3 Uhr morgens wach – und könnte heulen.

Im Moment bin ich es wegen etwas anderem. Nicht wegen der Operation, die ich gerade mache: Die ist Routine, und ich beherrsche sie auch müde und auf Hirnstammniveau, selbst wenn es ätzend ist. Aber mein Blick fällt auf eine Führungshülse. In ihrem kanülierten, also hohlen Teil, sehe ich etwas Dunkles stecken. Ich lasse mir eine Pinzette geben und fische vorsichtig nach dem Stückchen. Es ist ein Stückchen Knochen von der Vor-OP.

Steril ist das nicht, steril geht anders: Aufbereiten der benutzten Operationsinstrumente im Sinne einer Dampfsterilisation, die alle bekannten Keime abtötet und das Material wieder einsetzbar macht für die nächste Operation. Doch das Personal im Sterilisationsbereich ist ausgedünnt, und man hat auf eine Leihfirma zurückgegriffen. Das weiß ich. Dass diese jedoch nicht weiß, dass man alle mobilen Teile bis ins Letzte auseinanderschrauben muss, bevor man sie in den Sterilisator verfrachtet, ist mir neu.

Das benötigte Sieb haben wir nicht noch mal. Ich kann nicht auf ein anderes Verfahren umsteigen: Das würde eine Verlängerung der OP um mindestens 90 Minuten und ein sehr schlechtes Ergebnis seitens der Bruchstabilisierung bedeuten – dem Patienten nicht zumutbar. Ich kann den Bruch aber so nicht weiter versorgen, denn das Sieb ist per definitionem nicht steril, da sich Gewebe vom vorangegangenen Patienten darin befindet. Mein Hirn steht still. Ich lasse alle Instrumente in Desinfektionsmittel einlegen, fünf Minuten lang, dann klar abspülen. Und mache weiter.

Mein Assistent hat nichts mitbekommen, er lehnt an dem OP-Tisch und hat die Augen zu. Jede Minute rinnt mir der Schweiß unter der kiloschweren Bleischürze den Rücken und die Beine hinab. Ich möchte ein Röntgenbild.

Mein Springer ist keine erfahrene OTA, die wir gleich näher kennenlernen, sondern Zahnarzthelferin. Ich sage ihr, sie möge das Röntgengerät weiter hinunter zum Boden fahren, um einen größeren Bildausschnitt zu bekommen. Sie macht ein Bild, und ich bekomme nicht mit, dass sie gar nicht bodenwärts gefahren ist. Ich schaue auf den Monitor. Warum sehe ich den Bereich unterhalb der Schoßfuge? Ich wollte doch Hüfte?

»Warum machen Sie ein Bild von der Symphyse?«

»Von der was?«

»Von dem vorderen Beckenring, da, wo die Eier dran hängen.«

»Sie haben doch gesagt: *Hodenwärts.*«

»*Bodenwärts!* Warum zum Teufel sollte ich ein Bild von den Klöten haben wollen, wenn ich das Hüftgelenk operiere?!«

Eine nicht gerechtfertigte Röntgenuntersuchung ist Körperverletzung. Das Sieb ist nicht steril. Meine Blutkrebspatientin gurgelt im Aufwachraum vor sich hin. Die OP-Schwester sieht das Sieb zum ersten Mal – und würde den richtigen Bohrer nicht mal dann finden, wenn ich mit übermenschhohen flackernden Neonlettern draufzeigen würde. Mein Assistent schläft. Dem Patienten werden die Eier verstrahlt.

Die Zeit, die ein Chirurg tatsächlich am Patienten performt und ihm sein ganzes Können zugutekommen lässt, beträgt nur einen Bruchteil der gesamten Operation. Ich laufe im höchsten Drehzahlbereich, aber auf der Straße kommt keine Performance an. Sie verpufft in einem Wirrwarr aus Unqualifiziertheit, Inkompetenz, Desinteresse und schierer Überlastung. Und diese Operationen können dem

Operateur tatsächlich körperliche Schmerzen zufügen, vor lauter nicht selbst verschuldeten Katastrophen und einem blutenden Gewissen. Es fühlt sich an, als würde man mit seinem weichen, fleischigen Teil der empfindsamen Seele über rauen dreckigen Asphalt gezogen werden. Eine wunde chirurgische Seele.

Diese Operation hier ist so eine.

Meine Augen brennen. Ich will nur noch, dass die Sonne aufgeht. Und dann schlafe ich drei Tage lang. Und suche mir 'nen neuen Job, in dem ich nicht alle Fehler am Patienten von anderen zu verantworten und auf meinen Schultern zu tragen habe.

24/7:
Immer zu Diensten

Wo ist der Unterschied zwischen Gott und einem Unfall-chirurgen? Gott glaubt nicht, dass er Unfallchirurg ist. Aber selbst der Chirurg, der – verdient oder unverdient – bis zum Hals in Selbstverliebtheit badet, benötigt ein Team.

In Abhängigkeit vom Schweregrad der Operation, vor-gegeben durch Häufigkeit einer Verletzung oder Erkran-kung, gepaart mit individuellen anatomischen Gegebenhei-ten, setzt sich das OP-Team so zusammen: aus einem dem Anspruch des Eingriffs gerecht werdendem Chirurgen mit Fach- oder Oberarztqualifikation, meist einem erfahrenen Assistenten und einem jungen Assistenten oder Medizinstu-denten »fürs Grobe«, also Arbeiten auf Zuruf ohne Mitden-ken.

Man benötigt zudem einen Operationstechnischen As-sistenten (OTA), der die Instrumente anreicht und idealer-weise den nächsten OP-Schritt und mögliche Komplikati-onen kennt. Der OTA steht allerdings wie der Chirurg mit seinem Team eingewaschen, also steril, am Tisch. Material und Instrumente, die man während der Operation braucht, werden vom Springer herangebracht, der, nicht steril, frei für diese Dinge verfügbar ist. Ebenso wie für das Bedienen und Heranfahren des Röntgengeräts, das Umstellen der Lampen oder zum Ausschalten der Deckenbeleuchtung und anderes mehr.

Auf der Seite der Anästhesie haben wir den Narkosearzt, der zusammen mit einem Anästhesiepfleger die Narkose einleitet, überwacht und zum gewünschten Zeitpunkt wieder beendet. Eine Vollnarkose muss aktiv beendet werden, eine Rückenmarksnarkose klingt langsam ab und erlischt durch Abbau des Medikaments in der Rückenmarksflüssigkeit.

Somit kommen wir bei einem handelsüblichen Eingriff auf sieben Beteiligte, den Patienten ausgeschlossen. Das ist die ideale Situation und personelle Ausstattung. Diese korreliert verdächtig selten mit der Realität und lässt sich eher mit folgendem Gleichnis beschreiben:

Sie sollen mit Ihren sieben Ruderkameraden und dem Steuermann im Achter olympisches Gold holen. Und den Weltrekord brechen. Weil Sie danach noch auf eine Folgeveranstaltung müssen. Wenige Minuten vor dem Start erfahren Sie per Zufall, dass zwei Ihrer Kollegen vom Betriebsrat nach Hause geschickt wurden, weil sie aufgrund ihrer immens hohen Überstundenzahl das Bootshaus respektive das Ruderboot nicht mehr betreten dürfen. Einer ist an ein Nachbarboot ausgeliehen, das sonst überhaupt nicht ablegen kann. Der Steuermann muss ein weiteres Boot am anderen Ende der Wettkampfstrecke mitbetreuen und ist berechtigterweise entsprechend am Ausrasten und brüllt Sie ungeniert an. Von den verbliebenen fünf rudernden Kollegen hat einer gestern gekündigt, noch während seiner Probezeit. Einer muss zu Hause die Kinder hüten, weil der Partner ebenfalls im Bootshaus arbeitet und dort völlig unersetzbar ist; er wird also auf gar keinen Fall pünktlich zum Start-schuss erscheinen. Der Drittletzte hat seine Antidepressiva gegen den Burn-out durcheinandergebracht und wird erst in fünf Tagen wieder aufwachen. Die übrigen beiden sind zwar da, verstehen aber kein Wort Deutsch und waren vorher kein einziges Mal beim Training, kurzum: Sie können einen Skull nicht von einem Schneebesen unterscheiden.

Das sind die Umstände tagsüber. Mit an Sicherheit gren-zender Wahrscheinlichkeit fallen nach Mitternacht keine qualifizierten Fachkräfte vom Baum und zum Beispiel di-rekt in den OP-Saal.

Und so kommt es, dass des Nachts bei einer Notsectio, dem häufigen Kaiserschnitt, das gesamte Team inklusive Narkosearzt und -pfleger, OTA und Springer aus dem Saal rennen und mich mit meinem Patienten allein lassen. Der hängt derweil an der Beatmungsmaschine oder liegt mit Rückenmarksnarkose friedlich und nichtsahnend auf dem OP-Tisch oder darf die Kacheln an der Decke zählen. Es wäre ja viel zu teuer, zwei komplette Teams in Bereitschaft zu halten! Und so müssen die verantwortlichen Chirurgen sich schon sehr gut überlegen, was nachts auf den Tisch kommt – nämlich nur absolute Notfälle. Für alles andere am besten nur Eingriffe, die man schlimmstenfalls auch komplett al-lein weiterführen kann.

Bei vielen Patienten führt das zu Unverständnis: »Ich kam mit einem gebrochenen Bein ins Krankenhaus, und diese Barbaren haben mich erst am nächsten Morgen operiert.« Stimmt. Denn auch diese Barbaren haben nur zwei Hände. Wie soll man einen gebrochenen Unter-, besser noch Ober-schenkel allein operieren, wenn der Assistent in der Ambu-lanz mit nichtigem Blödsinn beschäftigt ist, bei Besoffenen

Kopfplatzwunden zutackert oder auf Station die Arbeit der Schwester übernimmt, weil die sich weigert, Blut abzunehmen, oder sich nicht imstande sieht, eine Gipsschiene neu anzulegen? Wie soll ich gleichzeitig den in allen drei Ebenen im Raum wieder eingerichteten Knochen mit zwei Händen halten, einen Nagel oder eine Platte am Knochen befestigen, dabei noch röntgen und mir den Bohrer für die nächste Schraube anreichen?

Dienste ohne Ende

Endloses Elend, der Dienstplan! Man muss unterscheiden zwischen Anwesenheitsdiensten, bei denen man die ganze Zeit über physisch im Krankenhaus im Einsatz ist, und das nicht selten für vierundzwanzig Stunden. Diese Anwesenheitsdauer ist natürlich nur dann möglich, wenn die Bereitschaftsdienstzeit – sechzehn Stunden, die sich an einen regulären Acht-Stunden-Arbeitstag anschließen – eine durchschnittliche Belastung von unter 50 Prozent ausweist. Ist das nicht der Fall, benötigt man Schichtdienste – etwa auf einer Intensivstation, wo klar ist, dass 24 Stunden lang durchgeschafft wird.

Diese Anwesenheits- oder Vordergrunddienste werden in der Regel von einem Assistenzarzt, in großen Kliniken von einem Facharzt mit weiteren Kollegen, abgedeckt. Diese Vordergrunddienste sind durch das Engagement der Ärztegewerkschaft Marburger Bund auf maximal vier Stück im Monat begrenzt. Doch das gilt nur für Assistenzärzte respektive Vordergrunddiensthabende.

Als Oberarzt habe ich Rufdienste. Das heißt ganz praktisch: Meine reguläre Arbeitszeit geht beispielsweise um 16.15 Uhr zu Ende, und ab dann muss ich bis zum nächsten Morgen um 7 Uhr jederzeit telefonisch immer erreichbar sein – und wünschenswerterweise in spätestens zwanzig Minuten nach einem Anruf im Falle eines Notfalls, den der Assistent nicht allein behandeln kann, im Krankenhaus auflaufen. Während solcher Rufdienste kann ich also schlecht meine Freunde in weiter Entfernung besuchen oder im nahen Schwimmbad versacken, im Kino ohne Handyempfang sitzen oder einfach nur etwas Aufwändiges Kochen oder sonst irgendeine Arbeit anfangen, die keine Unterbrechung verträgt.

Für diese Rufdienste gibt es allerdings arbeitsvertraglich keine festgelegte Höchstgrenze. So kommt es, dass bei Krankheit oder Kündigung oder sonstiger Reduktion des Oberarztteams eines Krankenhauses plötzlich die verbliebenen beiden Oberärzte jeweils fünfzehn Dienste zu machen haben. Welchen Unmut das mit sich bringt, kann man sich gut vorstellen – vor allem, wenn die Verwaltung aus Gründen der Kostenersparnis auch keine Anstalten macht, dass die offene Stelle schnellstmöglich besetzt werden soll.

Wenn dann auch noch zu allem Überfluss mein Assistent im Vordergrund die fachliche Kompetenz einer kalten Dose Katzenfutter hat, werde ich stündlich – natürlich auch nachts – angerufen und fahre für jede noch so dämliche Bagatelle rein. Da ich aber »nur« Rufdienst hatte, muss ich am nächsten Tag um 7 Uhr wie immer zum Dienst erscheinen und den ganzen Tag die Ambulanz bespaßen, Sprechstunden abhalten und operieren.

Ein Rufdienst darf übrigens nur dann als solcher gelten, wenn die Inanspruchnahme bei nicht mehr als insgesamt 50 Prozent der Zeit liegt. Klar: Hierbei wird sehr viel getrickst, unter Druck gesetzt und die Belastung so hingebogen, dass man auch ja beim Modell »Rufdienst« bleiben kann. »Personalneutral« nennt sich das, ohne dass man, wie für ein zwangsläufig korrektes Schichtmodell notwendig, mehr Leute einstellen muss.

Als Arzt hat man vielleicht auch das außerordentliche »Glück«, in einigen der wenigen Häuser arbeiten zu »dürfen«, bei denen man beim Einstellungsgespräch so begrüßt wird: »Kommen Sie mir hier nicht mit dem Arbeitszeitgesetz, das interessiert hier niemanden. Wenn Sie Dienste haben, operieren Sie, was vom Tag noch aussteht, und wenn es die Wirbelsäulen-OP ist, die siebzehn Stunden dauert. Und am nächsten Tag gehen Sie auch erst, wenn das nächste Opus fertig ist. Sie sind hier schließlich an einer der besten Kliniken des Landes, da erwarte ich das als Minimum an Arbeitseifer und Einsatz von Ihnen, oder?«

Sehr, sehr gern hatte mein Kollege dort dann 36 Stunden am Stück gearbeitet und operiert, stoppte jeden Abend an derselben Döner-Bude, um auf den Stufen hoch in die Wohnung die einzige warme Mahlzeit des Tages zu sich zu nehmen. Die leere Flasche des obligatorischen Biers zum Betäuben für einen traumlosen Schlaf stellte er irgendwo ab. Als er eines Morgens feststellte, dass es nicht mal mehr drei Quadratzentimeter Platz in der Wohnung gab, um eine weitere leere Bierflasche abzustellen, da er es schlicht nicht zum Supermarkt schaffte, um diese zurückzubringen, merkte er: Es ist Zeit, einem anderen sich selbst hassenden Idioten die Möglichkeit zu geben, sich in dieser Maschinerie zu Tode zu arbeiten.

Solche Arbeitsalltage waren Usus in der Generation der jetzt berenteten alten Chirurgen: Man lebte für und in der Klinik, tagelang am Stück. Auch diese Umstände haben systematisch dazu geführt, alle potenziell Interessierten und Befähigten in die weite Flucht zu schlagen.

Warten, bis der Arzt kommt

Der erschreckende Trend der letzten Jahre zeigt in zunehmendem Maß eine Zentralisierung zahlreicher Arbeitsabläufe in Richtung auf die Schlüsselrolle Arzt. Nicht erst seit 2003 mit der Einführung der »German Diagnosis Related Groups«, also der berüchtigten Fallpauschalenvergütung und der damit einhergehenden notwendigen Fallzahlsteigerung bei immer geringerer Verweildauer im Krankenhaus, nimmt der außerärztliche und -pflegerische dokumentatorische und administrative Irrsinn stetig zu. Für die ureigene Tätigkeit der Patientenversorgung seitens Arzt und Pflege bleibt immer weniger bis gar keine Zeit.

Fragt man heute Pflegepersonal im mittlerweile fortgeschrittenen Alter, so wünschen sich fast alle ausnahmslos die Zeiten vor zahlreichen aufeinanderfolgenden Reformen herbei, die letztlich etwa Mitte der Neunzigerjahre in einer Unselbstständigkeitskatastrophe der Pflege mündeten. Aktuell zeichnet sich zwar stellenweise eine langsame Wiedereingliederung der damals abgegebenen pflegerischen Tätigkeiten ab, diese sind jedoch nicht verbindlich oder gar flächendeckend. Blutentnahmen, das Legen von Venenverweilkanülen für die Gabe von Infusionen, unkomplizierte

Verbandswechsel, Anlegen einfacher Schienen oder ruhigstellender Verbände sind nur einige wenige Beispiele der Tätigkeiten, die damals wieder in den ärztlichen Aufgabenbereich zurückgegeben wurden. Aber ganz ehrlich: Braucht es dafür wirklich einen prächtigen Facharzt für irgendetwas oder gar eine Unfallchirurgin wie mich? Können das erfahrene Pflegekräfte nicht sehr viel besser, einfühlsamer, schneller und, ja, auch kostengünstiger?

Im Gegensatz zu Skandinavien, aber auch Amerika und sogar dem afrikanischen Kontinent, hat die Pflege in Deutschland auffällig wenig eigenständige Kompetenzen und strukturiert den Großteil ihres Arbeitsalltags nach dem Motto: »Warten, bis der Arzt kommt.« Es überrascht entsprechend nicht, dass in Deutschland 38 Prozent der Pflegekräfte, in Österreich 30 Prozent, in Großbritannien 31 Prozent, in Frankreich 20 Prozent und in den Niederlanden 18 Prozent der Meinung sind, dass es Kompetenzen gibt, die besser in den Bereich der Pflege gehören.

In Großbritannien und den Niederlanden werden regulär Pflegehilfsmittel und selbst Extubationen – also die Beendigung einer künstlichen Beatmung, sobald der Patient wieder ohne maschinelle Unterstützung atmen kann – durch die Pflege verordnet, hierzulande nicht. Pflegekräfte in Dänemark, Finnland, Norwegen und Schweden übernehmen viele Aufgaben, die in Deutschland dem ärztlichen Personal vorbehalten sind. Eine Bezirkskrankenschwester in Schweden macht beispielsweise Hausbesuche und darf häufig benötigte Medikamente verschreiben. Hierbei ist festgelegt, welche Qualifikation die Pflegekraft haben muss und welche Gruppen von Arzneimitteln bei welchen Diagnosen in ihren Verantwortungsbereich fallen, zum Beispiel Penicillin bei Scharlach. Pflegekräfte absolvieren in Skandinavien ein in der Regel vierjähriges Studium, das zur unabhängigen und eigenverantwortlichen Tätigkeit befähigt – und den Beruf zugleich aufwertet und für den Nachwuchs interessanter macht.[1]

Ganz anders in Deutschland. Eine gute Freundin, eine altgediente und sehr erfahrene Krankenschwester, hat es mal auf den Punkt gebracht: »Das, was ich vor zwanzig Jahren konnte, habe ich ja heute nicht verlernt. Glaubst du, ich arbeite im Krankenhaus, um Ärsche abzuwischen und in der nächsten Runde Essen auszuteilen? Das kann auch ein dressierter Affe. Ich kann gipsen, Verbände machen, Wunden nähen, Drainagen rein und raus, Blut abnehmen, Kanülen legen – warum soll ich das heute nicht mehr tun?« Die Attraktivität der Berufsbilder, die in diesem System unweigerlich Hand in Hand gehen, beeinflussen sich wechselseitig in Krisenzeiten mehr denn je. Strategien, die gegen diese Unzufriedenheit funktionieren können, müssen nicht erst erfunden werden:

Sogenanntes »Task-Shifting« – sprich Verschieben von Aufgabenbereichen vom ärztlichen in den pflegerischen Verantwortungsbereich – wurde als eine erfolgreiche Strategie identifiziert, um den Beruf attraktiver zu gestalten und um Pflegeknappheit entgegenzuwirken. Es reduziert den Pflegemangel, steigert die Qualität und Effizienz von Pflege. Die Studie kategorisiert drei Gruppen mit »Extensive Task-Shifting«, bei welcher eine Pflegekraft einen Patienten nahezu allein visitieren kann, »Limited Task-Shifting«, in welcher Länder Verantwortlichkeiten ausgeweitet haben, aber weiterhin begrenzt sind, und die letzte Gruppe »No official Task-Shifting«, in welcher es kaum Entwicklungen gibt.

Deutschland gehört laut Studie zur schwächsten Gruppe, was das Verschieben von Verantwortlichkeiten zugunsten der Pflege betrifft.[2]

Eine Pandemie bringt, erstaunlicherweise, keine akute Besserung der Lage: 72,2 Prozent der Gesundheitsfachberufstätigen fühlten sich während der dritten Corona-Welle überlastet. 95,9 Prozent der Gesundheitsfachberufstätigen sahen sich von der Politik im Stich gelassen. 93,5 Prozent der Gesundheitsfachberufstätigen und 80,3 Prozent der Ärzte glaubten nicht, dass die Intensiv-, Notfall- und Rettungsmedizin nach drei Corona-Wellen strukturell und personell für die Zukunft ausreichend aufgestellt ist. 97,1 Prozent der Gesundheitsfachberufstätigen empfanden den Ärzte- und Pflegemangel nach der Pandemie als noch ausgeprägter. 99,8 Prozent der Gesundheitsfachberufstätigen und 98,7 Prozent der Ärzte meinten, dass es eine nachhaltige Krankenhausreform mit Stärkung der Intensiv- und Notfallmedizin sowie bessere Arbeitsbedingungen brauche.[3] Das sind: alle!

Noch zu Beginn einer blutjungen Pandemie waren die Zahlen bereits erschreckend, denn schon damals waren 120.000 zusätzliche Vollzeitstellen zu besetzen. Bei Berücksichtigung der Teilzeitquoten sind das 200.000 examinierte Pflegekräfte. Hinzu kamen zu dem Zeitpunkt bereits unbesetzte Stellen, welche sich auf 20.000 bis 30.000 beliefen.[4] Die Kündigung von 9.000 Beschäftigten allein aus dem Bereich der Pflege zwischen Anfang April und Ende Juli 2020 spricht für sich[5] – und gegen die miserablen Arbeitsbedingungen.

Mittlerweile sind wir bereits mehrere Pandemiewellen weiter. Die Realität der Personalengpässe und -mängel wurde und wird immer noch weggeschwiegen. Die Personaldecke ist mittlerweile so dünn, dass ein oder zwei weitere Regentröpfchen eines nahenden Pandemiegewitters ausreichen werden, um das Ganze zerreißen zu lassen – wie ein klatschnasses winziges Stück Löschpapier, mit dem man versucht, ein Fußballfeld abzudecken. Good luck!

Langeweile gepaart mit Katastrophen: Der ganz alltägliche Horror der Notfallmedizin

Personalmangel war das Stichwort, als ich an einem Hochsommermorgen in letzter Sekunde aus dem OP abgezogen und dem Notarzteinsatzfahrzeug, kurz NEF, zugeteilt wurde. Mein sorgsam geplantes, jetzt leider ohne mich beginnendes OP-Programm explodierte erneut. Und ein sehr lautes hässliches Rrrraaaaaatsch verriet mir das Schicksal des Nervenkostüms meines Teams, welches innerhalb einer Sekunde auf sich allein gestellt war und nun auf Station einem Patienten, dessen Operation es allein nicht durchführen konnte, blödsinnige Ausreden auftischte, warum er heute nicht operiert werden könne.

Leider steckte ich noch in den falschen Klamotten, einen wütenden Spurt an den Spind später war ich in einer todschicken dunkelblauen Sackhose aus Polyester (kostengünstig, hat sicher nie jemand probegetragen, der den Preis unschlagbar fand) und in kiloschweren Sicherheitsrettungsstiefeln mit orthopädischem Phänotyp. Ich war gerade rechtzeitig im NEF-Zimmer, um mein Namensschild, auf Klett gedruckt, an die Jacke zu klatschen – da ging der Alarm.

Das kuschelige NEF war nie allein unterwegs, immer in Begleitung mit Kranken- oder Rettungswagen, im Jargon kurz KTW oder RTW, manchmal primär schon angefordert, manchmal durch erstversorgende Sanitäter nachgefordert. Gemäß dem Motto: »You'll never walk alone.« Auch wenn einen das nicht davor bewahrte, allein ganz tief in die Scheiße zu greifen. Diesmal primärer Einsatz. Kurz nach 8 Uhr morgens war es schon flauschig warm in der Karre im Plastikoutfit.

Wenn man auf den ersten verschwitzten Blick die Zahlen betrachtet, sollte man meinen, dass wenigstens im Notfallversorgungssystem einiges besser funktionieren müsste. Schließlich sind in Deutschland mehr als doppelt so viele Krankenhäuser für Akutfälle mit Notfallabteilungen vorhanden (2 pro 100.000 Einwohner) als beispielsweise in Dänemark (0,87), den Niederlanden (0,78) oder England (0,78). Auch werden in Deutschland mit 48,8 Prozent deutlich mehr Patienten aus der Notfallambulanz stationär aufgenommen als in Frankreich (21,7 Prozent), England (26,7 Prozent) oder Dänemark (28,7 Prozent).[6]

Aber selbst Champagner schmeckt nicht unbedingt besser, weil die Flasche schick und unverschämt teuer ist – auf den Inhalt kommt es an. Ist kein qualifiziertes, erfahrenes Personal vor Ort, hilft das schönste und bestausgestattete Krankenhaus nichts. Denn das Gebäude selbst stellt keine Diagnosen und behandelt auch keine zeitkritischen Notfälle.

Entsprechend schlecht ist das Überleben bei diesen im Vergleich zu unseren europäischen Nachbarn: Die Mortalität von Herzinfarkten und weiteren ischämischen Herzerkrankungen lag 2017 in Deutschland bei 102 pro 100.000 Einwohnern, verglichen mit 38 Verstorbenen in Frankreich, 43 in den Niederlanden und 50 in Belgien. Die Sterblichkeit aufgrund von Schlaganfällen lag bei 46,1 pro 100.000 Einwohnern in Deutschland, in der Schweiz bei 32,9 und in Frankreich bei 34,8 im selben Jahr.[7] Und nun meine Frage an Sie: In welchem Land wollen Sie lieber die 112 rufen, wenn es mal sein muss?

Fehlalarm?

Billig war der Spaß mit dem Notfallwesen noch nie. Der Trend der letzten Jahre zeigt jedoch einen zunehmenden inflationären Gebrauch, sodass sich zwischen 2008 und 2016 die Kosten fast verdoppelten und bereits damals bei 2 Milliarden Euro pro Jahr lagen. Auch weil der Notarzt für immer mehr Hilflosigkeit und Blödsinn gerufen wird,[8] so wie in diesem Fall: Einsatz in Berufsschule, junger Kerl, keine zwanzig, beim Halten eines Vortrags kollabiert. Vor Aufregung, wie sich herausstellte. Nur hatte ungünstigerweise irgendjemand beiläufig erwähnt, besagter junger Mann habe ja so viele Allergien. Arzt, sofort, jetzt.

Als ich ankam, wurde eine Belagerung durch vier Sanitäter aufrechterhalten, die so viel auf die Waage brachten wie acht. Wie wollten die eigentlich reanimieren, ohne selbst dabei draufzugehen, fragte ich mich kurz. Aber egal: Dem Patienten ging es gut, kein anaphylaktischer Schock, höchstens Vortragsallergie. Damit er vor Hyperventilation nicht mit Pfötchenstellung in den Krankenwagen gebracht werden musste, gab es erst mal schön Dormicum, ein Beruhigungsmittel – sollte sich für ihn ja auch gelohnt haben. Mit seligem Lächeln ab in eine internistische Notfallambulanz, die sich arg freuen würde. Im Grunde ein völlig sinnbefreiter Einsatz, der nichts als Kosten verursachte und für einen Bruchteil des Aufwands hätte versorgt werden können.

Wer nach diesen wenigen Seiten bereits mit offenem Mund und hochgezogenen Augenbrauen zu dem Schluss gekommen ist, das sei alles schrecklich herzlos, allem voran ich, dem möchte ich Folgendes versichern: Der Alltag ist um ein Vielfaches herzloser, undankbarer und unabwendbarer. Das Hereinprasseln der dicht gepackten Schicksale der vergangenen und folgenden Seiten entspricht dem realen Ablauf zahlloser durchschwitzter Schichten. Wenn ich mich angesichts dieser Herausforderungen jedes Mal in einen heulenden amorphen Klumpen aus Empathie und Hilflosigkeit verwandeln würde, wäre keinem meiner Patienten und/oder Kollegen geholfen, und ich wäre schlichtweg fehl am Platz. Funktionieren bedeutet in diesen Momenten: unverzüglich die wichtigen, wenn auch unpopulären, Entscheidungen zu treffen, die aber maßgeblich über den weiteren Verlauf und das Ergebnis einer Therapie entscheiden.

Diese Radikalität bezüglich einer Entscheidungsfindung spiegelt sich auch in der Beschreibung dieser Situationen wieder und soll in keinster Weise als mangelnder Respekt oder Missachtung fehlgedeutet werden. Schlimme Ereignisse im Leben lassen sich nicht immer in rosa Watte packen, damit auch wirklich niemandem das große Kotzen kommt. Diese Situationen sind mit und durch Menschen entstanden, ihre Beschreibungen sind genauso derb, rau, hässlich und ungehobelt, wie es Menschen auch sein können.

Menschlichkeit, ein letztes Mal

Zurück ins NEF-Nest, beim Einparken verschwendete ich das erste Mal einen Gedanken an einen Schluck Wasser. Wieder Alarm. In letzter Sekunde übernommene Dienste waren traditionell immer große Scheiße. Und wenn es schon so losging …

Ab in die Karre, diesmal in den Plattenbau unweit von uns, bewusstlose Person, in eigener Wohnung vom Hausmeister aufgefunden worden. Das wirkliche Szenario ein anderes. Rannten mit 20 Kilo schwerem Notfallrucksack, so gut es ging, die Treppen hoch, nur dritter Stock. Tür stand auf, Sanitäter schon vor Ort. Mal wieder eine schöne Messie-Bude dachte ich mir, zum Glück dick besohlte Sicherheitsstiefel, auch bei bald 30 Grad draußen. Schlecht gelüftet, jeder Quadratzentimeter vollgestellt.

Sanitäter führten uns in das, was das Schlafzimmer sein sollte. Der süßlich metallische Geruch. Die gesamte Matratze dick bedeckt mit blutigem Erbrochenen, sterbender Patient mit leerem Blick auf der Seite liegend. Aschfahle Haut, nur noch Restkreislauf, reagierte nicht mehr auf Reize, Pupillen starr. Ein sterbendes Herz im EKG. Sanitäter und Hausmeister berichteten von schwerem Speiseröhrenkrebs im Endstadium, Hausmeister war einziger Bekannter, keine Familie. Wir fanden medizinische Unterlagen in Küche, vor wenigen Tagen aus dem Krankenhaus entlassen, zum Sterben zu Hause. Ich rief den Hausarzt an, holte mir die Bestätigung des Grundleidens, keine Therapieoption, ganz sicher keine Wiederbelebungsmaßnahmen. Klärte die Ausstellung des Totenscheins mit dem Hausarzt, er würde in zwei Stunden vorbeischauen.

Die Dame vom ambulanten Pflegedienst war eingetroffen, wollte bei ihm bleiben, bis der Hausarzt da war und der Bestatter ihn mitnehmen konnte. »Ich mach hier mal noch 'n bisschen sauber, so muss man ihn ja nicht sehen.« Ob sie das aushalten würde, bei dem Toten, zwei Stunden allein. Ja, das gehe schon. Ein letztes Mal Menschlichkeit erfahren in einem sehr einsamen Tod.

Saß in der Küche. Uraltes verdrecktes verschimmeltes Geschirr. Überall standen Proteindrinks herum und Unmengen an Rezepten für selbige. Mit einem zuwachsenden Speiseröhrenkrebs ging allenfalls Flüssignahrung runter. Wenn ich mir das schrecklich bemitleidenswerte Skelett mit Hautüberzug im Bett nebenan so anschaute, aber vermutlich auch das schon lange nicht mehr. Schob ein paar Lutschtabletten gegen Mundpilz beiseite, um mein Protokoll ausfüllen zu können. Die Sanitäter packten ihre Ausrüstung zusammen, ich dokumentierte das letzte EKG.

Beim Hinausgehen ein rascher Blick durch die Wohnung. Im Wohnzimmer eine ganze Schrankwand voll mit James-Bond-Autos eines Zeitschriftenabos. Alle noch original verpackt, mehrere Dutzend, vielleicht Hunderte, nicht einmal in der Hand gehabt. Vielleicht lief das Abo einfach weiter. Vielleicht hatte er auf einen Tag gewartet, an dem es ihm wieder besser gehen würde …

Kein goldener Schuss

Draußen wieder ein paar Grad wärmer. Folgeeinsatz. Fluchte nicht, beugte mich meinem Schicksal. Ein paar Straßen weiter, Einsatz bei bewusstloser Person, ging gerade so weiter. Wir parkten vor dem Haus, es entpuppte sich als lauschiges Männerwohnheim, unverkennbar am Geruch und an seinen völlig abgewrackten Bewohnern. Wurden ins Dachgeschoss geführt, der umgebogene Löffel neben der Kerze auf dem kleinen Nachttisch, völlig verdrecktes Zimmer, Döschen und Tütchen mit irgendwas am Waschbeckenrand, Spritzen und Kanülen am Boden, schön drapiert um unser nächstes Zentrum der Aufmerksamkeit.

Junger Kerl, in zerrissenem Shirt, voll mit blutig Erbrochenem, in Unterhose am Boden liegend. Tiefe langsame Atmung, durch nichts zu erwecken, überall Abszesse am Körper, bekamen mit größter Mühe einen intravenösen Zugang am Fußrücken. Er blieb tiefst komatös. Am naheliegendsten war eine Überdosis, verabreichten ein Antidot unter Alarmbereitschaft. Denn wenn plötzlich der Rausch vom Notarzt zunichtegemacht wird, werden Junkies nicht selten sehr unleidlich, neigen zum Beißen und hässlichen Handgreiflichkeiten. Fixierten ihn, ließen Antidot reinlaufen. Langsam, nichts passierte, immer noch tief komatös. Sicherten Atemwege mit Larynx-Tubus, doch selbst als wir ihm die riesige Silikon-Boa in den Rachen schoben, kam kein Murren.

Beim Herausgehen aus dem Zimmer fiel mein Blick auf einen verdreckten und etwas zerknitterten Zettel. Es war ein Hausarztbrief. Darin stand, dass der Patient unbedingt in eine Entziehungskur wollte, Grund in Klammern dahinter:

»Freundin schwanger, freut sich auf Kind.« Der letzte Satz lautete trocken: »Aktuell kein Platz in Psychiatrie, Wartezeit ca. zwölf Wochen.« Die würde er nicht mehr absitzen müssen in seinen verranzten Quadratmetern im Männerwohnheim.

Gaben ihn nach Ankündigung auf internistischer Intensivstation ab, ich schrieb mein Protokoll auf einem kleinen Medikamentenwagen vor seiner Intensivbox. War das fünfte Mal heute durchgeschwitzt und wieder getrocknet.

Als wir aufbrachen, war die erste Blutgasanalyse unseres Patienten fertig: Im höchsten Maße und mit dem Leben nicht vereinbarer saurer pH-Wert im Blut, völlige Stoffwechselentgleisung, sein Bild im *Brockhaus* neben dem Eintrag »Laktatazidose at its best«. Kollegen vor Ort tippten auf Organzerfall nach Drogenapplikation, aus Versehen zum Beispiel intraarteriell. Chancen gegen null.

Happy End?

Wieder zurück ins Nest. Ich hatte alles ausgeschwitzt und musste bislang nicht mal pinkeln. Gut so, wäre nie im Leben so verschwitzt wieder in die Hose zurückgekommen. Endlich Wasser, pumpte ab, bis ich husten musste und magenwarmes Wasser aus der Nase tropfte. Meine Füße brannten. Luft schnappen an der Krankenwageneinfahrt.

Es begegnete mir eine Kollegensau, die noch ärmer dran war als ich: der Hubschraubernotarzt. Zwar im modischen Rot gekleidet, genauso Polyester und dasselbe leichte Schuhwerk, mit dem zarten Unterschied, dass im Hubschrauber gern mal Temperaturen um 40 Grad oder mehr herrschen.

Kollege schaute mich frisch gegrillt an, rote Bäckchen, Wasserflasche von Lippen absetzend. »Das ist eine Mikrowellenfickhummel, ich kann es dir sagen.« Sehr gern flog er im Heli – mit circa 1.500 Euro pro Einsatz[9] das exquisiteste Rettungsmittel aus der Rubrik »Geld im Flug verpulvern« – Altersheime ab und sammelte 93-Jährige ein, die überraschenderweise nicht mehr im vollen Saft waren, oder wurde zu Blutzuckerentgleisungen gerufen. Auf die Sinnhaftigkeit seines Tuns wollte er heute aber nicht hinaus.

Er erzählte mir von seinem letzten Einsatz: Zwei Freunde bei Geocaching unterwegs, der eine bekannter Hyperallergiker, ausgestattet mit Notfalladrenalinspritze, die er sich selbst bei Bedarf beispielsweise in den Oberschenkel rammen konnte. Wie nicht anders zu erwarten, bekam er mitten in der Pampa einen anaphylaktischen Schock. Sein Freund, hilfsbereit bis zum Anschlag, zückte sofort besagte Notfallspritze und feuerte diese, im Eifer des Gefechts, sich selbst ins Bein. Wenn man nun leider mal gerade keinen anaphylaktischen Schock hat, hat das gute in der Spritze befindliche Noradrenalin zur Folge, dass man mit einem exorbitant hoch entgleisten Blutdruck und einer Herzfrequenz wie ein Kaninchen auf Koks mit einer kurz vor der Explosion stehenden Rübe zurückblieb.

Kollege vor Ort also zwei Patienten eingepackt: der eine mit dem schon mal anbehandelten allergischen Schock, der andere, der sich mit löblicher Hilfsbereitschaft fast ins Jenseits gespritzt hatte. Beide stabil auf Intensiv abgegeben, beiden ging es beim Abheben gen Heimat gut. Könnte doch mal 'ne schöne Geschichte werden an diesem höllenheißen Tag bislang.

Schöner Wohnen und Sterben

Nächster Einsatzalarm, als ich gerade die Flasche Wasser an die Lippen setzte. Rannte mit Wasserflasche unterm Arm zur Karre. Intoxikation bei Suizidversuch – Wodka und Pillchen also. In der schicken von *Schöner Wohnen* eingerichteten Dachgeschosswohnung zwei in die Jahre gekommene, gut geföhnte Damen mit gelifteten und gebotoxten Gesichtern. Das Schluchzen gelang beiden wegen der etwas eingefrorenen, weil mit Gift gelähmten mimischen Muskulatur, nur erschwert. Als ich mit meinen schweren Stiefeln auf ihrem schneeweißen – vermutlich Angoraschamhaar-Teppich vor ihnen kniete, überlegten sie eine Sekunde lang, ob sie mich dafür rügen sollten. Holten auch Luft, kamen aber nicht so weit. Ich ließ meine Finger durch die Blisterpackungen auf dem kleinen Glastischchen vor ihnen gleiten.

Schlafmittelchen, Beruhigungspillen, Lavendelöl und Aloe vera – mit dem Sortiment könnte man höchstens an Langeweile sterben, kein akuter Grund zur Sorge. Und so munter wie die beiden zu den Taschentüchern griffen, die ich reichte, waren sie wohl auch nicht akut bedroht. Die halb leere Flasche Martini war ebenfalls nicht sofort mit einem erfolgreichen Ableben assoziiert. Ich beruhigte die beiden, es wäre alles nicht so schlimm, wir würden sie trotzdem zur Überwachung mitnehmen wollen, es käme alles wieder ins Lot, die Flecken auf dem Teppich würden auch wieder rausgehen. So richtig Erfolg hatte ich nicht. Man heulte in einem Schwall weiter und schluchzte immer wieder mit botoxoffenen Mündern.

»Aber warum tut man sich denn so was an? Es gab doch so viele andere Wege …« Vermutlich war jetzt nicht der beste Zeitpunkt für Tiefenpsychologie. Stand auf, drehte mich zu den Sanitätern und wollte den Transport besprechen, da fiel mein Blick hinter die offen stehende Tür, durch die ich das Zimmer betreten hatte. Starr und blau im Gesicht, mit Speichelspuren im rechten Mundwinkel und vom letzten Einnässen dunkler Hose im Schritt, hing da am fingerdicken Kabel der Grund des Kummers. Vielleicht sollte ich die Arbeitsdiagnose Intoxikation und versuchter Suizid etwas konkretisieren und gegebenenfalls korrigieren. Einen Arzt brauchte der sicher nur noch zur Todesfeststellung, nicht mehr zur Gesprächstherapie. Dekorativ sah er nicht aus, eher abgegriffen und plump neben all den flauschigen Teppichen, dem großen schwarz glänzenden Tisch in der Mitte des Raums und der puristischen fuchsiafarbenen Stehlampe. Würde vermutlich in der nächsten Ausgabe von *Schöner Wohnen* so nicht übernommen werden. Genauso wenig wie die verranzte Einrichtung des nächsten Einsatzorts.

Die WG des Herrn

Junger Mann mit Kreislaufbeschwerden in der Kirche. Erinnerte mich Augen rollend an den ersten enthirnten Einsatz des Tages, bestimmt wieder so ein Schwachsinn, diesmal bei göttlicher Eingebung und nicht beim Berufsschulvortrag. Direkt im Gotteshaus zwar nicht, sondern in einer kirchlich unterstützten Wohnung direkt nebenan, dafür aber umso göttlicher vom Schauspiel her. Eine zum Glück sehr erfahrene Kollegin, die auf einem anderen Rettungsmittel unterwegs gerade um die Ecke gewesen sein musste, war schon wenige Augenblicke vor mir eingetroffen.

Wir beäugten den kalkweißen, kaltschweißigen, kurzatmigen 27-Jährigen, dem die Sanitäter das Hemd geöffnet, ihn verkabelt und ein EKG geschrieben hatten. Ich setzte ihm die Sauerstoffmaske auf, beruhigte ihn, sagte, wir würden ihm Medikamente geben, die die Atemnot und das Engegefühl in der Brust besser machen würden. Eigentlich wollte ich gerade klären, wer bei dem Patienten blieb, denn zwei Notärzte seien sicher keine Standardkassenleistung. Doch mein Blick fiel aufs EKG: Eigentlich müsste man bei diesen Zacken tot sein.

Meine Kollegin versuchte, aus ihm rauszubekommen, wie lange es ihm denn schon so schlecht gehe, ob er Drogen nehme. Nein, er röchelte nur noch. Wirklich? Kein Koks oder irgendeinen Dreck. Also kein heroininduzierter Koronarspasmus, der Herzinfarkt eines jungen, zu jungen Patienten. In dem Moment piepte unsere mobile EKG- und Defibrilliereinheit. Die großen roten Lettern wurden akustisch trefflichst untermalt. Mit meinen Fingern an seinem Handgelenk wollte ich genau in dem Moment das sagen, was dann für mich der freundliche Corpuls übernahm, unser mobiles Gerät zum Defibrillieren, also zum Abgeben von Stromstößen an das Herz: »Asystolie, sprich Herzstillstand!«

Zeit für Plan B. Wir rissen den Körper von der Couch auf den Boden davor, und mit einem großen Satz sprang ich auf seine entblößte Brust und ließ bei den ersten Thoraxkompressionen – als ich wie wild auf den Brustkorb drückte bei der Wiederbelebung – sicher mehr als eine Rippe knacken. Es gab ein Schema und standardisierte Algorithmen für Herzkreislaufstillstände. Also wusste das Team, was zu machen war: Drücken, drücken, drücken, Atemweg etablieren – nicht ganz so einfach, weil der Patient im Ganzkörperkrampf zwischen Leben und Tod erfolgreich eine Kieferstarre an den Tag legte, die eine Intubation massiv erschwerte.

Rhythmuscheck, neues Kammerflimmern. Also brutzeln, Corpuls lud auf, wir drückten weiter. Schock, weiterdrücken, minutenlang, Rhythmuscheck, Kammerflattern, weiterdrücken, laden, Schock, drücken. Zwischenzeitlich hatten wir unserem Patienten Adrenalin verabreicht. Das Brustbein hatte ich ihm auch schon längst gebrochen. Schweiß rann uns den Rücken hinab. Drückerwechsel, Rhythmuscheck, schon wieder Asystolie, also nicht grillen, weiterdrücken, Adrenalin weiter. Meine Knie taten abscheulich weh, der göttliche Boden unter uns war verdammt hart. Zogen uns Kissen von der Couch, gut gepolstert und noch verschwitzter wurde weitergedrückt. Mit 27 starb man nicht ohne pompöse Diagnose.

Weiterdrücken, Rhythmuscheck, EKG zeigte seltene Torsades de pointes, nie im echten Leben gesehen, auf Weiterbildungskursen oft bestaunt, da sofort mit einer Ampulle Magnesium weggeballert. Beim Drücken Lageanalyse. Unklarer Herzstillstand, vielleicht doch Drogen oder eine Lungenembolie oder beides. Wir therapierten alles vor Ort, was machbar war mit knapper Ausstattung. Zu oft gebrutzelt, Batterie vom Corpuls schwächelte, löste den Drücker aus, der Sanitäter rannte zum RTW, um eine Neue zu holen. Brüllten ihm hinterher, Sauerstoff könne er auch gleich mitbringen – und Metalyse zum Lysieren, zum Auflösen eines potenziellen Blutgerinnsels in der Lunge.

Die Gefahr war, dass der Patient sich unter unserer laufenden hoch aggressiven Reanimation in einen zerfließenden Blutmatschkuchen verwandeln könnte, spontanblutend aus jedem Loch. Andererseits war er ja schon tot. Er hatte einen minimalen Kreislauf, weil wir ihm seinen Brustkorb so dermaßen zusammendrückten, dass ich Blasen an den Handballen bekam. Wir lysierten, dann weiterdrücken, brutzeln, Adrenalin. Die engen Pupillen zeigten uns, dass er nicht gänzlich hirntot war, also unser Drücken immerhin den einen oder anderen oxygenierten Erythrozyten, das ein oder andere rote Blutkörperchen, in seinen Schädel brachte. An Aufhören war nicht zu denken – also auf die Intensiv.

Unter laufender Reanimation war das erwartungsgemäß kein immenser Spaß. Wir hätten auf dem Abtransport über den zu engen Hausflur die Reanimation unterbrechen müssen. Kein guter Plan. Wir brauchten eine Transportmöglichkeit auf die Straße mit möglichst geringer Unterbrechung der Therapie. Dreißig Minuten Drücken hatten wir erfolgreich hinter uns gebracht. Der direkteste Weg nach draußen? Durch das Fenster. Also Feuerwehr dazu, nach zehn Minuten war das Fenster ausgebaut, nach wenigen Minuten unser Patient im Krähennest aus dem Fenster gehievt. Während er in der Luft hing, rannte die Mannschaft mit steifen Beinen raus, um ihn unten zu empfangen.

Er schwebte uns entgegen, und auf dem Straßenboden angekommen drückten wir weiter wie die Irren. Pupillen waren geweitet, scheiße. Drückten und schockten weiter, unter Beobachtung von Dutzenden Smartphones auf der anderen Straßenseite, bereit, Youtube zu füttern und Facebook zu schmücken. Kleine nette Randinformation für alle Social-Media-Freaks: Das Fotografieren oder Filmen eines

Unfalls kann mit einer Geld- oder Freiheitsstrafe bis zu zwei Jahren geahndet werden, da es sich um eine Straftat handelt![10] Ich wünsche eine knackige Verurteilung allen, die völlig hemmungslos einen fast toten Menschen filmen, in der Hoffnung auf ein paar ekelerregende Likes.

Der Tod hat etwas Verführerisches, man konnte sich nicht abwenden. Pupillen wieder enger, es klappte also wieder. Jetzt aber rein in den RTW, mit Blaulicht wie die Bekloppten um jede Ecke rasend unter stoischem Weiterdrücken bis in den sicheren Hafen der kardiologischen Intensivstation. Da endlich wurden wir erlöst, unser Patient wurde in ein Intensivbett umgelagert, und frische unverbrauchte Arme und Hände drückten weiter, bis die Maschine für Thoraxkompressionen, Lukas genannt, betriebsbereit war. Unsere Knie brannten entsetzlich, die Kollegin besprach sich mit dem Oberarzt der Intensiv. Vollkommen nassgeschwitzt drückten erschöpfte Finger die Off-Taste am Corpuls, vergangene Zeit seit Anschalten: 57 Minuten und 54 Sekunden.

Wir soffen den Wasserspender leer, wuschen uns das Gesicht und die Arme und versuchten vergeblich, unsere Klamotten am Leib unter der Lüftung auf dem Flur zu trocknen. Konnte nur noch mit steifen Knien laufen, beim Beugen flogen mir fast vor Schmerzen die Kniescheiben raus. Meine Blasen an den Händen waren aufgeplatzt, wundgerieben und blutig. Nach geschlagener Schlacht schlurften wir zum NEF und RTW.

»Wer war eigentlich der völlig verlebte abgewrackte Typ, der die ganze Zeit bei der Rea an diesem Tisch hockte und uns stumpf zugeschaut hat? Der Hausmeister oder so? Eine Kippe nach der anderen weggezogen …«

»Das war sein Vater.«

Der Vater hatte fast 45 Minuten wortlos zugesehen, wie wir auf seinem definitionsgemäß toten Sohn herumgedrückt und ihm jede Rippe gebrochen hatten. Wie wir einen fingerdicken Plastikschlauch in seine Luftröhre gelegt, wie wir laut überlegt hatten, dass die Blutmatschkuchengefahr nicht von der Hand zu weisen war. Wie er aus dem Fenster gehoben wurde, wie er mit Blaulicht verschwand. Kein Wort. Ich hoffte für ihn, dass er zu betrunken gewesen war, um alles mitzubekommen.

Happy End, leider ausverkauft

Kurz vor dem Sonnenuntergang und lange nach dem Beginn der Nachtschicht fand sich jemand, der meinem nicht selbst verschuldeten Elend ein Ende machen konnte und mir endlich den grässlichen Funk abnahm. Musste mich fast aus meiner klebenden Hose und den Stiefeln rausschneiden, stopfte alles in den Wäscheabwurf. Ein letztes Mal stieg der Geruch aus der Junkie-Wohnung empor. Hatte auf der Intensiv angerufen, wollte wissen, wie es ihm geht. Man teilte mir mit, dass er etwa drei Stunden nach der Einlieferung verstorben sei. Laut Polizei war er 23 Jahre alt gewesen. Ich hätte nichts daran ändern können.

Mittlerweile klebte mein privates Shirt auch schon an meinem Rücken, fühlte mich wie in Salzkruste zubereitet. Hubschrauber im Hangar, der Hubschraubernotarztkollege lief mir auf dem Parkplatz über den Weg. Er sah auch nicht so aus, als hätte er heute nur Spaß gehabt, war froh, dass noch vor dem Sonnenuntergang aufgrund Erreichen der maximalen Flugstunden des Piloten die Hummel endlich in den Hangar kam. Für Chirurgen wie mich, insbesondere in der höheren Hierarchielage angekommen, galt so etwas wie eine Begrenzung der Arbeitszeit nie. Stand vor meiner Karre, wollte gerade einsteigen. Rief mir zu, wollte wissen, ob er mir heute von den zwei Freunden erzählt habe. Bejahte. Also der Typ mit Allergien gegen alles, dem ging es gut, er lag friedlich in seinem Intensivbett und hatte zu Abend gefuttert.

»Und der andere?«, wollte ich wissen. Der hatte ordentlich was gegen den hohen Blutdruck bekommen, war dann runter von Intensiv auf eine Normalstation. »Intensiv kostet zu viel, dämliche Stellungnahme für Krankenkassen schreiben und so, du weißt schon. Na ja, der hatte auch nicht wirklich was.« Da war er gerade an den Folgen einer Hirnmassenblutung gestorben, hatte wahrscheinlich ein hässliches Aneurysma – eine meist angeborene Aufweitung eines Blutgefäßes –, das durch die, wenn auch kurzfristige, Entgleisung des Blutdrucks geplatzt sein musste. Sein Freund wusste noch von nichts.

»Du hättest nichts daran ändern können, du hast ihm nicht das beschissene Aneurysma in den Kopf gepflanzt. Und es ist Schicksal, dass ausgerechnet der sich die Spritze ins eigene Fleisch ballert.«

»Hmmmm, ich weiß. Manchmal ist alles … irgendwie … ein richtiges Arschloch.« Recht hatte er.

Ich musste unwillkürlich an den Kollegen in dem Hubschrauber denken, der vor Jahren mal zu einem Ertrinkungsunfall geschickt wurde. Im Landeanflug war ihm aufgefallen, wie bekannt ihm alles vorkam. Er hätte sich wahrscheinlich trotzdem nie träumen lassen, dass er zu seinem Kind gerufen werden würde, das im eigenen Garten im Pool ertrunken war.

Ein Hilfssheriff – so nennen wir die Mietärzte, die von einer Agentur gestellt werden – aus der Anästhesie gesellte sich zu uns. Da er als Leiharzt für jede angefangene Stunde Narkose bezahlt wurde, war es ihm reichlich egal, wie lange ein operativer Eingriff dauerte. Und so fand er es höchstens amüsant, dass im ambulanten OP-Zentrum, aus dem er gerade herübergeschlurft war, eine einfache Metallentfernung am Handgelenk zwei Stunden statt zwanzig Minuten gedauert hatte. Er balancierte seine Kippe auf der Unterlippe, als er erzählte, dass blöderweise der passende Schraubenzieher am OP-Tisch nicht verfügbar gewesen sei. Es hatte sich niemand die Mühe gemacht, vor der Operation in Erfahrung zu bringen, welches Implantat verbaut und welches Instrumentarium folglich nötig war, um es zu entfernen. Der Patient blieb weiterhin in Narkose, ein fleißiges Helferlein rannte los in den heimischen Geräteschuppen, packte einen Schraubenzieher ein, der durch Schleimhaut-Desinfektionsmittel gezogen wurde – damit es dem Schraubenzieher nicht so brannte –, und im Handumdrehen war der Patient entschrottet. »Wie geschmiert«, grinste er.

Don't blame life

Der Tag sollte einfach nur noch vorbeigehen, ohne dass ich noch einmal eine Sirene hörte, zuckendes Blaulicht sah oder mir der verfickte Corpuls beim Laden ins Ohr pfiff.

Als ich in mein Auto einstieg, zeigte mir mein Smartphone zwei neue Sprachnachrichten an. Ein ehemaliger Geliebter, mittlerweile guter Freund, hatte mir am Morgen geschrieben, dass er seit gestern wusste, dass er eine Form von Blutkrebs hatte. Die Chemotherapie war nächste Woche geplant. Fuck. Nächste Nachricht Mailbox. Meine Mutter, viele Flugstunden entfernt lebend, hatte mich mehrfach zu erreichen versucht. Sie sagte mit sehr leiser Stimme, dass mein 19-jähriger Cousin sich vor einer Woche erschossen habe. Ich legte meinen Kopf in den Nacken und atmete tief ein und aus. Die Haut meiner nackten Arme klebte am Leder der Sitze fest.

Aus meiner Ausbildungszeit in Afrika fielen mir die Worte eines Kollegen ein, den alle nur Edward mit den Leberhänden nannten. Ein begnadeter Bauchchirurg, der im Rahmen von einer notfallmäßigen Operation im Bauchraum, beispielsweise bei einer Leberverletzung, auf einer seiner riesigen Hände locker eine afrikanische Durchschnittsleber aufladen konnte. In einem vergleichbaren Moment hatte er gesagt: »Don't blame life!«

Richtig, Edward, aber wen sonst? In diesem Moment klebte einem der Geschmack des Lebens metallisch und warmgelutscht mit einer brackigen Note am Gaumen fest, und man wurde ihn nicht mehr los. Und seine stumpf und abgegriffen glanzlos wirkenden Augen starrten uns hinter Aquarium-Brillengläsern aus einem verschwitzten, hässlichen speckigen Gesicht mit verfaulenden gelben Zähnen an.

Es war die Hinterhältigkeit des scheinbar harmlosen Moments. Als würde man vergnügt auf ein Muster aus Quadraten schauen, in der Gewissheit, eine Tafel Schokolade in den Händen zu halten. Erst mit einigem Abstand erkannte man, dass es eine beschissene Handgranate war, die einem als Nächstes den Kopf abreißen würde. Zum Glück wusste ich zu dem Zeitpunkt noch nicht, dass die Sanitäter, die mit uns den Rea-Marathon mit Bravour gemeistert hatten und bei denen sich meine Kollegin einige Tage später mit einem Dankesbrief und Schokolade erkenntlich zeigen würde, von ihrer Wachleitung dazu genötigt wurden, das Päckchen vor seinen Augen zu öffnen. Aus Angst, es sei eine Beschwerde, und er könne seinen eigenen Arsch nicht rechtzeitig retten. Postgeheimnis ade. Wie so vieles. Work hard, get fucked harder.

Notaufnahme, das Absurditätenkabinett: Von Notfall-Shoppern und Helmut Dreikommaacht

Ich liebe Wasser in flüssiger Aggregatform. Je wärmer, salziger und unbezähmbarer, desto besser. Müsste ich mein Brot mit Wellenreiten verdienen, wäre ich zweifelsohne in kürzester Zeit verhungert. Das schließt für mich nicht aus, dass es mir dennoch unbegreiflicherweise als eine der sinnvollsten und schönsten Beschäftigungen auf diesem Planeten erscheint. Das Gefühl, für eine Welle loszupaddeln, bis einem die Arme abfallen, und der Moment des Lift-offs, wenn eine gigantische indigofarbene kühle Schulter das Board unter den Füßen auf schier magische Weise aus dem Wasser drückt und davonträgt, ist unbeschreiblich. Ein schlechter Tag mit »Washing-Machine« und sehr vielen »Wipe-outs«, wenn ich vom Board beim Versuch, die Welle zu bekommen, stürze und unter tosenden Massen an Wasser begraben werde, sodass mir noch Tage später das Salzwasser aus den Nebenhöhlen rinnt, beseelt mich ebenso wie das schlichte Dahinkraulen im glitzernden Bosporus beim Cross-Continental Swim.

Diese Thalassophilie und die Erkenntnis, dass eine adäquate Ausbildung als Unfallchirurg auf dem Gebiet der penetrierenden Verletzungen mit Stich- und Schusswaffen in Deutschland niemals ansatzweise ausreichend vermittelbar sein würde, brachten mich mit einem Stipendium der European Society for Trauma and Emergency Surgery (ESTES) zu Ausbildungszwecken für einige ziemlich intensive Monate nach Kapstadt in Südafrika. Ich kam in ein Land zurück, dass ich als Studentin in meinem praktischen Jahr kurz vor dem Staatsexamen bereits fast zwölf Monate kennen und lieben lernen durfte.

So extrem beeindruckend die Schönheit des Landes sein mag, so erschreckend, unmenschlich und tief sind seine Abgründe. Ich habe in all den Jahren nie mein Entsetzen über die dortige ubiquitäre rohe Gewalt und eine völlige Entwertung eines menschlichen Wesens ablegen können. Junge Verkehrsopfer, die im »Resus Room« – dem »Resuscitation Room« oder Schockraum, welcher die Anlaufstelle für Schwer- und Mehrfachverletzte ist – einfach verbluten, weil es im ganzen Krankenhaus keine zwei Blutkonserven mehr gibt. Eine auf Tik, dem dortigen Crystal Meth, und Alkohol basierende Gang-Kriminalität, die ihren auserwählten männlichen Opfern tiefe Schnitte im Enddarm zufügt und anschließend von AIDS-Patienten mit HIV im Endstadium gruppenvergewaltigen lässt, um sie einem qualvollen Tod zu überlassen. Menschen, die zum Spaß von Pitbulls zerfleischt worden waren und wenige Minuten nach ihrem letzten Herzschlag unter unseren Händen in einem verwackelten Youtube-Video von einer grölenden Menge umringt »wiederauferstehen«. Menschen, die man zur Strafe in brennende Autoreifen gesteckt hatte. Menschen, denen man das Gesicht und die Hände mit Macheten, den sogenannten Pangas, zerhackt und anschließend bäuchlings durch warme Kuhscheiße gezogen hatte. Menschen mit künstlichem Darmausgang auf der Bauchdecke – Stoma genannt, zum Beispiel infolge eines Tumorleidens oder häufiger einer Schussverletzung im Bauchraum –, die darüber vergewaltigt wurden, bis dieses Stoma abgerissen irgendwo in den Bauchraum versank und mit den anderen Darmschlingen in einem hässlichen unentwirrbaren Konglomerat aus Scheiße und Blut verklebte, da die Opfer sich aus Scham viel zu spät ins Krankenhaus schleppten. Nicht aus Sensationslust, sondern aufgrund der schier unbegreiflichen Grauen dieser Taten könnte ich stundenlang berichten, Dutzende und Aberdutzende Seiten damit füllen.

Dieses Entsetzen war nicht verschwunden, als ich in Frankfurt unter Neonröhren durch ein hochglanzgeputztes Terminal zur Passkontrolle schlurfte. Es blieb nicht nur, es brachte auch eine Neuausrichtung der Prioritäten und Wertigkeiten im Alltag mit sich, insbesondere, aber nicht nur, im beruflichen Handeln.

Es schien mir, als gäbe es zwei Realitäten. Oder eine einzige, die an ihrer Absurdität zu zerreißen drohte? Dort am Kap starb ein Säugling an qualvoller Blutvergiftung unter meinen Händen infolge einer Bauchfellentzündung aufgrund eines zerrissenen Enddarms nach Massenvergewaltigung durch Männer, die dem Spuk glaubten, von HIV geheilt zu werden, wenn sie mit einer Jungfrau schliefen – selbst wenn diese erst acht Monate alt war. Und während dort menschliche Wesen daran starben, dass ihnen literweise die Scheiße in den Bauchraum aus zerfetzten Eingeweiden lief, saß ich hier in Deutschland einer ambulant privat zusatzversicherten rothaarigen Lehrerin gegenüber, die ein mindestens zwanzigminütiges ärztliches Gespräch für ihre geprellte Kleinzehe erwartete. Und ganz sicher noch während des Gesprächs einen Beschwerdebrief an den Chefarzt formulierte, weil ich mir so wenig Zeit nahm.

Nach wie vor fällt es mir schwer, uneingeschränkt alle Mitglieder unserer wohlstandsverwahrlosten Luxusgesellschaft fernab von Leid und Hunger immer für voll zu nehmen. Eine Notaufnahme ist die beste Bühne für alle derartigen Herausforderungen.

Ein langer Weg für das bisschen Ixodida

Das eigene Schicksal der allermeisten deutschen Patienten rangiert, ungeachtet des tatsächlichen Ausmaßes und der Schwere dessen, auf mindestens einer Stufe mit dem klapperdürren Jesus am Kreuz.

Entsprechend gelangte die erste Patientin eines sehr langen Tages schreiend, aufgelöst wie eine Calciumtablette im eigenen Mittelstrahl eines erschreckend ereignislosen Vormittags, mit vor dem Oberkörper angewinkelt gehaltenem Unterarm am Empfangstresen der Aufnahme. Brüllend gab sie zu verstehen: »Zecke!« Sie starrte auf ihren Unterarm, als würde sich massenvernichtungswaffenfähiges Plutonium durch ihre Haut fressen. »Das ist ein Notfall! Schnell, sehen Sie! Sie krabbelt noch, sie hat sich noch nicht festgebissen, machen Sie sie weg!«

Warum kam man damit in die Notaufnahme? Hatte sie keine Zeckenzange oder gar Fingernägel? Sechs Jahre Studium, sechs Jahre Facharztausbildung, zwei Jahre Zusatzbezeichnungen. Langer Weg für einen Streifen Tesafilm auf dem Unterarm. Zecke eingeklebt. »Da, bitte, aber damit zum Tierarzt, wir sind keine Kleintierklinik.«

Der Schwester wurde mit Todesstrafe gedroht, würde sie die Krankenkassenkarte durch das Lesegerät ziehen. Für ein Stückchen Klebestreifen, eine ärztliche und pflegerische Dokumentation bis an die Grenzen von Tasmanien. Sie ließ es bleiben.

Lumbo-Dumbos und null Körpergefühl

Notaufnahmen vergeben republikweit den ersten Preis in der meistgehassten Kategorie »Der unnütze Patient« an das Patientengut mit Volksleiden Nummer eins: Rüggen. Rüggen. Rüggen. Rückenschmerzen, akut oder chronisch, machen den größten Teil der Krankschreibungen auf dem Gebiet der muskuloskelettalen Erkrankungen aus, die wiederum die Spitze der Fehlzeiten von Arbeitnehmern anführen.[11] Und es lief immer gleich ab:

»Hatten Sie schon mal Rückenschmerzen?«

»Ajo kloar, scho e poar Moal.«

»Was haben Sie da gemacht?«

»Erschd hab isch 'ne Kernspint-Pornografie gekrischt, dann en zwe Moal Kronnkengümnastigg.«

»Wurde es dadurch besser?«

»A jo.«

»Und jetzt?«

»Ja haben Sie keh Spritz für mich, so eene Voltaren renitent zum Beispiel?«

Morgens um 2 Uhr möchte man beinahe sagen: »Wie,

glauben Sie, soll Ihre vollkommen untrainierte Rückenmuskulatur Sie oberschlimmen Fettfall durchs Leben schleifen? Sie bekommen kaum Luft, wie Sie vor mir auf der Trage wimmern. Fressen Sie ab jetzt nicht mehr so viel, investieren Sie die Kohle einmal sinnvoll, in sich beispielsweise. Denn was, Scheiße noch mal, soll ich eigentlich akut als Arzt tun, wenn Sie nicht *einen* einzigen auftrainierten Muskel in Ihrem Körper haben? Und nein, es gibt keine Spritze!« Stattdessen gähnte man: »Hmmmm ja, also akut kann ich Ihnen höchstens ein Schmerzmittel und einen Muskelweichmacher geben. Schonen Sie sich ein paar Tage, und machen wieder die eine oder andere Übung von damals?«

Meistens waren diese Lumboischialgie-Doppelte-des-Körpersollgewichts-Fälle astreine nächtliche Unverschämtheit, welche von ultrastumpfen Rettungsschleppern – die alles, wirklich alles, in die Notaufnahme schleiften ohne jegliches Hinterfragen – schon mal mit Kran aus irgendwelchen Verschlägen gezerrt und bei uns abgeladen wurden. Was sollten wir da ernsthaft tun können?

»Und wenn Sie seit sechs Wochen schon Rückenschmerzen haben, warum kommen Sie morgens um 4 Uhr?«

»Ich dachte, Sie haben eh immer auf und sind die ganze Nacht da. Und außerdem hat mein Orthopäde die nächsten 743 Wochen keinen Termin für mich.«

Völlig hoffnungslose Fälle wie sie, aber nicht sie allein, spülen jeden Tag Berge an Ressourcen einfach ins Klo hinunter. Erwartungshaltung und falsche Vergütung. Dabei schleppen gewiss nicht alle selbstverschuldet zu viele Kilo mit sich herum, aber ärgerlicherweise doch die meisten, Gewichtstrend massiv zunehmend: 2020 galten hierzulande 59 Prozent der Männer und 37 Prozent der Frauen als übergewichtig[12] – mit entsprechenden Folgen für sie selbst und für das gesamte Gesundheitssystem.

Der letzte Luxus

Man weiß nie, was als Nächstes durch die Türen der Notaufnahme und der Krankenwageneinfahrt gefahren, vorne durch die Türe gelaufen kommt oder von einem privaten Pkw vor der Ambulanz abgeworfen wird. Das reicht von völlig harmlosen Schürfungen über übelst zugerichtete Opfer häuslicher Gewalt oder des Straßenverkehrs bis zu präfinalen Fällen ohne jegliche Heilungschancen.

Beim Thema »hoffnungslos« musste ich an meine Studienzeit zurückdenken, an eine Vorlesung zur Humangenetik: »Vergessen Sie Folgendes bitte nie: Ohne Krebs wäre die Menschheit, so wie sie gegenwärtig existiert, nicht denkbar. Ohne die unglaubliche Fähigkeit der Mutation wäre nie eine Anpassung und resultierende Artenvielfalt möglich, wir wären niemals über den Stand eines behaarten bodenbewohnenden Kleinsäugers hinausgekommen. Dass wir mit der Mutationsfähigkeit jeder Zelle auch ein Krebsrisiko einkaufen, müssen Sie als Kompromiss sehen. Auch wenn die meisten Ihrer zukünftigen Patienten es wohl eher für göttliche Strafe halten werden, kann ich Ihnen versichern, auch damit hat der nichts zu tun.«

Also, wie ein Kompromiss erschien mir die abgemagerte Mittvierzigerin vor mir auf der ungepolsterten Ambulanztrage auch gerade. Ein Kompromiss zwischen Leben und Tod, grässlicher Ganzkörperfestflüssigstreukrebs im Menschenkostüm, wobei ich mir nicht sicher war, wer von beiden sich durchsetzen würde im nächsten Moment.

Der junge Kollege, freundlich zugewandt, mit wenig brennenden Lichtern auf der Torte und wenig Platz im Raum beanspruchend, da geistiges Vakuum, stand wie vergessenes Spielzeug an der Raststätte neben der Trage. Seine Desorientiertheit war nicht von grundsätzlich chromosomaler Natur, sie war eher seinem Dasein als sogenannter Pool-Assistent geschuldet. Hier jedoch weniger im Zusammenhang mit Cocktails mit Schirmchen, mehr ein stetig wechselnder Einsatz in allen Bereichen des klinischen Alltags, je nach personellem Notstand, im Haupthaus und dem angegliederten Medizinischen Versorgungszentrum, kurz MVZ. Letzteres sorgte für abschließende Orientierungslosigkeit: Während im Haupthaus bei jeder OP Double-Gloving – also zwei Handschuhe übereinander zwecks Sicherheit von Patient und Operateur – angesagt war, sparte man sich im MVZ eine Lage, weil kostengünstiger. Immerhin wechselte man die Handschuhe, auch das war keine Selbstverständlichkeit. Sogar dann nicht, wenn man gerade einen Patienten an den Augen operiert hatte, der bekanntermaßen eine Hepatitis C hatte, die folgenreichste Form der Gelbsucht.[13]

Krankenhaushygiene allein könnte unzählige Bücher füllen, sicher keine lesenswerten, eher erschreckende. Und es geht um deutlich mehr als um ein bisschen vergessenes Händewaschen. Mit jährlich 400.000 bis 600.000 werden die im Krankenhaus erworbenen Infektionen beziffert – 10.000 bis 20.000 Todesfälle pro Jahr resultieren daraus.[14]

Ich erinnere mich in diesem Zusammenhang an einen Bekannten, der seine Mutter ins Krankenhaus brachte und mit ihr stundenlang auf dem Stationsflur ausharren musste, bis endlich ein Bett aus der Bettenzentrale auf Station ankam. Als seine schwerkranke Mutter sich gerade ins Bett legen wollte, fiel ihm auf, dass der Metallrahmen am Fußende irgendwie nicht sauber war. Beim genaueren Hinsehen und -riechen waren es die Durchfallreste vom Vorpatienten. Der übrigens, ebenfalls hochbetagt, fast daran gestorben war. Auf freundliche Nachfrage hin erreichte ihn nur die Antwort: »Personalmangel, Bettenzentrale ganz schlecht besetzt, alle überarbeitet, nur Aushilfskräfte.« Ich kann darüber nicht mehr lachen, und selbst beim Schreiben bekomme ich Blutdruckspitzen, die ich wegatmen muss, damit sich meine Netzhaut nicht ablöst oder meine mir bis dahin unbekannten Gefäßwandaussackungen in meinem Kopf nicht platzen und mich kognitiv als eine Dose warmes Katzenfutter zurücklassen.

Ich blickte wieder auf das Elend vor mir. Sie rutschte unruhig hin und her. Ich befürchtete, dass noch vor dem ersten Wort, das über ihre Lippen kommen würde, sie sich den Arsch wundgelegen haben würde. Schmale, trockene Lippen. Ja, es ginge ihr in letzter Zeit nicht wirklich gut, sie wolle aber ihrer Tochter nicht zur Last fallen. Letzte Zeit, ja also im letzten Jahr, sei es dann deutlich schlimmer geworden. Essen könne sie so gut wie gar nicht mehr. Aber die Tochter habe so einen ganz stressigen Job, und das Kind sei gerade eingeschult worden, da habe sie weiß Gott Besseres zu tun. Ja, weiß Gott. Und jetzt habe sie sich abends in der Wohnung von der Couch ins Bett begeben wollen, sei aufgestanden, und da sei das rechte Bein so weggesackt.

In Gedanken ging ich die möglichen Ursachen für ein kraftloses Bein durch: ein Schlaganfall beispielsweise, eine sehr böse vorfallende Bandscheibe oder schlichtweg völlige Entkräftung. Wenn man aussah wie ein Skelett, über das jemand ein zu enges und schlechtes Hautkostüm gezogen hatte, kam einem der Gedanke durchaus plausibel vor.

»Und dann lag ich da.« Klebende Zunge, klebende Lippen.

»Wer ist denn dann endlich gekommen, um zu helfen?« Meine Hand strich über nicht nur stehende, sondern einbetonierte Hautfalten an ihren dürren Unterarmen. Ausgeprägte Austrocknung, die Großmutter war fast mumifiziert. Trockenobst aus der Graböffnung von Tutanchamun war frischer. Atmete schwer ein. War Trinkwasser ein Grundrecht?

»Niemand, hab auch niemandem Bescheid gegeben.«

Klar, weiß Gott, die ganze Welt hatte ja zu tun. »Und wann haben Sie denn endlich Hilfe verlangt?«

»Na, heute Morgen dann hat die Nachbarin mit der Polizei die Wohnung aufgebrochen, weil die Jalousien seit drei Tagen unten waren.«

»Sie lagen drei Tage vor Ihrer Couch?«

Ich unterbrach bei ihren Worten meine körperliche Untersuchung. Hoffte, sie würde mir sagen, dass während der ganzen Zeit neben der Couch eine gut gefüllte Minibar und ein riesiges Fresspaket von McDonald's standen.

»Ja, na ja, wissen Sie, ich hab gar nicht gemerkt, wie schnell das so ging. Und der Durst war am Anfang schon schlimm, aber das Bein tat ja so weh, da habe ich es einfach nicht geschafft aufzustehen, allein.«

Drei Tage ohne Trinken und Essen. Inmitten einer fettgefressenen Luxusgesellschaft. Sicher gab es schlimmere Schicksale auf dem Planeten, aber das fiel schon unter eine für hiesige Breiten große Schweinerei. Zumal sie schon keine einzige Fettzelle mehr im Körper hatte, bevor sie zu Boden gegangen war.

Der intravenöse Zugang über eine Ellenbeugenvene, so dick wie ein Ofenrohr, war schnell etabliert. Bei der Blutentnahme kam das fast schwarze, weil so eingedickte, Blut nur mühsam ins Probenröhrchen getropft. Basislabor, Blutzucker, Entzündungsparameter. Ich wartete nicht auf die Ergebnisse, erst mal Flüssigkeit und Glucose in Massen über die Vene. Nicht zu schnell, sonst presste sich alles in die Lungen aus, und Großmutter würde innerlich ertrinken. Röntgenbild vom Becken und schmerzenden Oberschenkel war schnell gemacht. Großmutter lag deutlich fitter, weil auf dem erfolgreichen Wege der Bewässerung befindlich, auf der Trage, lutschte wie eine Sechsjährige ein Zitronenstäbchen gegen das immense Durstgefühl, hatte schon zwei Plastikbecher Wasser weggepumpt, mehr ging gerade nicht und musste auch nicht. Ich schaute still auf das Röntgenbild.

Pathologische proximale Femurfraktur rechts, also ein körperstammnaher Bruch des Oberschenkelknochens, hervorgerufen ohne adäquates Trauma bei einer in diesem Fall krebsbedingt geschwächten Knochensubstanz. An der Stelle, wo der Oberschenkelknochen beim Aufstehen von der Couch förmlich auseinandergefallen war, sah ich kaum noch Knochenstruktur auf dem Röntgenbild. Anders als beim Volksleiden Osteoporose oder – wie der gebeutelte Operateur beim Hantieren mit Matscheknochen zu schimpfen pflegt – »OsteopoROTZE« war dies ein lokal begrenzter, nicht minder tragischer Knochenfraßfall. Die osteoporotischen Gräten konnten nach der HF-Klassifikation eingeteilt werden, die lediglich deskriptiv ist, aber von nicht unbedeutender Prognosekraft hinsichtlich des Heilerfolgs.

Hühner-Fred-Klassifikation (nach Th. Eufel)

Ausmaß der Knochenerweichung definiert anhand der Mitessbarkeit der Knochen beim durchschnittlichen Brathinkel beziehungsweise des Bohrverhaltens intraoperativ beim Menschen:

1. Sehr fester, nahezu normaler Knochen, erhebliche Anstrengungen bei Zerkauen (Hinkel)/Bohren (Mensch) nötig.
2. Noch biss-/bohrresistenter Knochen, aber durchaus leichtgängiger.
3. Im Small Talk nebenher zerkau-/zerbohrbarer Knochen, nur auf dem Röntgen noch als Knochen erkennbar.
4. Zerkaut/-bohrt sich wie geschmolzene Butter/nasse Pappe (dünn), Schrauben sind *ohne* vorherige Bohrung in den Knochen einzubringen; nur noch in PCR sicher nachweisbarer Knochen, Garant für sehr erfolgreiche Knochenbruchheilung (null).

Das Schicksal der festen, flüssigen oder von Streukrebs befallenen Knochen hing vom Primarius ab, dem ursprünglichen Tumor. Aufgrund der Aggressivität, mit der sich der Tumor durch die Knochensubstanz hindurchgefressen hatte, musste man von einer ausgeprägten Bösartigkeit ausgehen.

Auch am Becken befanden sich mehrere Herde, wo der Knochen schlichtweg ausradiert schien.

Schmerzen hatte sie mit diesen zahlreichen Metastasen nicht erst seit drei Tagen. Eine Heilung war in diesem Stadium nicht mehr möglich, aber mit Schmerzen auf der Trage liegen war sicher keine Lösung. Ich nahm eine Ambulanzschwester und ein leeres Bett mit zurück zur Patientin. Ja, wir müssten das operieren, sobald sie einigermaßen für den Eingriff fit gemacht sei, wahrscheinlich auf der Intensivstation. Ja, dafür müsse sie stationär bleiben. Nein, nach der Operation werde sie nicht gleich nach Hause können.

Vielleicht hatte sie Glück und starb in Narkose, dachte ich, alles danach wäre nur Siechtum. Es gab kein glückliches Ende dieser Geschichte. Ich ließ das Morphin in der Infusion im Schuss reinlaufen. Sie schloss für wenige Sekunden die Augen, und ich stand für einen Moment angespannt da, Atemstillstand wäre mir jetzt arg unrecht. Sie öffnete die Augen, selig, das Morphin kam an.

»Wir lagern Sie jetzt von der Trage ins Bett um, dann haben Sie es weicher. Sie merken schon, wie das Schmerzmittel wirkt, es wird nicht angenehm, aber zusammen schaffen wir das, in Ordnung? Wenn Sie im Bettchen angekommen sind, schau ich Sie mir noch mal von Kopf bis Fuß an.«

»Ich will … keine Umstände … machen …«, säuselte sie.

Die benebelte Großmutter war mühelos ins Bett umgelagert, wir streiften ihr die durch den getrockneten Urin verhärtete Jogginghose ab, dürrste Beinchen, rechts kürzer und hüftnah seltsam deformiert. Aus dem Pyjamaoberteil mit den ausgewaschenen großen rosa Blumen drauf, zwischen die sich dunkelbraune Flecken unklaren Ursprungs gesellten, war sie auch schnell befreit. Ein großes Taschentuch fiel heraus. Dieselben braun-gräulichen Flecken. Leider nicht passend zu den Blümchen darauf der Verwesungsgeruch. Nicht der übliche scheußliche, aber bekannte Geruch tagelang nicht gewaschener menschlicher Körper. Eher absterbendes, verfallendes, verwesendes Gewebe. Mein Blick fiel auf ihre rechte Brust. Oder was davon übrig war. Ein riesiges Geschwür, welches schon drei Viertel der Brust weggefressen hatte und auf seinem Grund eine Rippe durchschimmern ließ. Der Gestank war kaum zu ertragen.

Mir fiel eine Patientin aus meiner Zeit in Afrika ein, die sich mit Gasbrand im Genitalbereich – einer gefährlichen, schnell tödlich verlaufenden Infektion mit Bakterien, die im Gewebe Luft als Stoffwechselprodukt bilden – in die Ambulanz schleppte, in der sie wenige Stunden später verstarb. Ich konnte mich gut an das lehrbuchartige klassische Knistern beim Betasten der betroffenen Stellen an der Patientin erinnern, wie Popcorn unter der Haut. Auch da kam vielen meiner Kollegen das eigene Erbrochene links und rechts neben dem Mundschutz rausgequollen, während sie aus dem Ambulanzbereich stürmten. Leider gab es da keine Tür, sodass der Geruch bald das ganze Haus eingenommen hatte, jedenfalls kam es uns allen damals so vor.

Hier gab es Türen, und ich blickte in Richtung selbiger. Nicht, um zu türmen, nur, um sicher zu sein, dass sie offenstand, damit wir nicht qualvoll verenden müssten.

»Ach ja, das, das hab ich auch schon ein paar Monate. Ich mach da immer so ein kleines Läppchen drauf, aber es will auch nicht wirklich heilen.«

Ein kleines Läppchen. Ich sah mich auch schon das Lungenläppchen drunter suchen. Ich wollte beinahe nicht fragen, tat es dann aber doch.

»Hat Ihnen das nie wehgetan? Wie haben Sie das denn ausgehalten?«

»Doch. Das tut schon weh, man gewöhnt sich eben dran.«

Man kann sich an so einiges im Leben gewöhnen: an den eigenen schlechten Geschmack; an die Tatsache, dass alle drei Sekunden ein Kind auf der Welt an den Folgen von verdrecktem Trinkwasser starb, aber schließlich nicht das Eigene; an minutiös durchgetaktete, sündhaft verschwenderische Weihnachten mit der nervtötenden Verwandtschaft; an das Schnarchen eines Partners oder die Tatsache, dass er nur eine Brustwarze oder eben vier davon hatte; an das dämliche Grinsen des Kellogg's-Tigers; an was auch immer. An so was konnte man sich nicht gewöhnen – musste man auch nicht.

Ich dachte an die große Operation, die diesem schon sehr geschwächten und in seinen letzten Zügen begriffenem Menschen bevorstand. Diese Metastasen waren stets unendlich gut durchblutet wie wundgeküsste Lippen, Blutverlust in rauen Mengen folglich keine Seltenheit. Ich bestellte ausreichend Blutkonserven. Die Blutbank informierte mich wenig später, dass aufgrund ihrer Blutgruppenzusammensetzung spezielle Blutkonserven erforderlich seien. Wann diese lieferbar seien in der benötigen Menge, blieb an diesem Tag unklar.

In dem morphingetränkten Blick eine stille Dankbarkeit auf dem Weg auf die Station. Nicht, dass sie noch irgendjemand heilen konnte in diesem Stadium. Aber Leid gelindert zu bekommen, schmerzärmer als bislang sterben zu dürfen, war manchmal der einzig verbliebene Luxus.

Wut ohne Morgen

Ein Krebs kam selten allein. Soeben auf der Station die Narkose ausgeschlafen, wollten eine Patientin und vor allem ihr Ehemann wissen, wie es gelaufen sei. Es war in diesem Fall eine erneute Operation an einem Oberschenkel, der auch aufgrund einer Metastase gebrochen und vor drei Monaten verplattet worden war. Da am Ort des Tumorgewebes keine knöcherne Heilung zu erwarten war, wurde der Tumor ausgeschält, so gut es ging, das entstandene Loch mit Knochenzement gefüllt und der Knochen mit einer Platte überbrückt. Diese sogenannte Verbundosteosynthese war keine Heilung: Es ging lediglich um Schmerzlinderung und um die Möglichkeit, das betroffene Bein lagern zu können. Also anpacken zu können, ohne dass man dabei an Schmerzen verrecken und ohne dass es an Dutzenden, von der Natur nicht vorgesehenen Stellen ab- und wegknicken würde.

Wo Zement war, würden aber nicht plötzlich Knochen wachsen, die Lebenserwartung war gemäß dem Ursprungstumor meist auf wenige Monate reduziert. Es war eine Abschiedschirurgie – eine Chirurgie, die es dem Patienten ermöglichte, in einer einigermaßen menschlichen Form mit physiologischer Ausrichtung der Extremitäten schmerzarm zu sterben. Trophäen wurden hier keine gewonnen.

Es gab keine Studien mit Langzeitergebnissen, weil die meisten nach einem halben Jahr am Tumor verstorben waren. Mit einer klinischen Nachverfolgungsdauer von vier bis sechs Monaten konnte man vielleicht auf einer Tankstellenserviette seine Daten publizieren, mehr auch nicht. Die vorhandenen Implantate zur Knochenbruchstabilisierung funktionierten sehr gut und waren äußerst stabil, sie setzten jedoch eine normale Knochenbruchheilung voraus. Geschah dies jedoch nicht, das heißt, heilte der Knochen nach 3 bis 4 Monaten immer noch nicht, konnte es durch die repetitive Belastung, allein durch das Eigengewicht von Arm oder Bein, zum Bruch des Implantats durch Materialermüdung kommen. So wie in diesem Fall.

Biomechanisches Verständnis gab es hierfür beim Patienten und Angehörigen nicht, woher auch. In Gedanken bei der verwesenden Brust berichtete ich vom Operationsverlauf, es war erfreulich wenig Blut zu transfundieren, der Blutverlust also gering. Ich wollte fortfahren mit dem Procedere für die nächsten Tage, da wurde ich vom Ehemann gefragt, ob er die Implantatfirma verklagen solle.

Ich übersprang meine nächsten geplanten Sätze. Geduldig gab ich Unterricht in Biomechanik, versuchte, nicht unbedingt die Worte »lebenslimitierender Streukrebs« in den Mund zu nehmen, um nicht als unsensibles Chirurgenarschloch dazustehen. Der Ehemann fiel mir ins Wort: Warum solche Gauner denn solche Implantate produzieren lassen würden, die müsse man alle verklagen. Das Verständnis ging asymptotisch gegen null.

Ich seufzte. Eigentlich wollte ich ihr ins Gesicht sagen, dass es kein Problem der verdammten Implantate sei. Sondern das ihres Ehemannes, der nicht realisieren wollte oder konnte, dass seine Frau vor Weihnachten an Krebs gestorben sein werde. Ich wollte ihnen beiden sagen, sie sollten noch mal richtig Kohle lockermachen, sich in den nächsten Flieger nach Jamaika setzen, sich am Strand zudröhnen und im Morphinrausch vögelnd die Lichter ausmachen. Aber nur weil *ich* das so machen würde, hieß das nicht, dass ich das auch ärztlich empfehlen durfte.

Jeder würde allein mit seinem Sterben klarkommen müssen. Oder eben leider auch nicht. Ich konnte immerhin für den medizinischen Tatbestand etwas Verständnis schaffen, die Wut über die Unbesiegbarkeit des Krebses richtete sich auch bei meinem Verlassen des Zimmers unverändert gegen die Implantatindustrie.

Wo darf das Päckchen hin?

Kompetenzverfall kann ungeahnte, teilweise auch bedingt erheiternde Folgen haben. Im Zusammenhang mit Tumorchirurgie ist es bestenfalls bitter und makaber – vortrefflich an folgender Begebenheit verdeutlicht:

In einer großen, renommierten Klinik wird eine geplante Tumoroperation durchgeführt und hierbei der vom Krebs befallene Oberschenkel vom Hüftgelenk bis zum Oberschenkelschaft entfernt. Um nun eine feingewebshistologische Untersuchung zu bekommen, muss der Knochen in ein Pathologielabor. Für den Versand von solchem Material gelten bestimmte Rahmenbedingungen, die etwa das Transportbehältnis, die Temperatur oder das Medium, in der das zu untersuchende Material gelagert werden muss, betreffen. Sinnvollerweise sollte eine mit diesen Abläufen vertraute beispielsweise OP-Pflegekraft den Versand übernehmen.

Es sei denn man legt Wert darauf, dass von einer sehr entsetzten Poststelle der Empfängerklinik ein Anruf kommt mit einer kreischenden Stimme am anderen Ende, die danach brüllt, sie habe gerade ein DHL-Paket aufgemacht, das so komisch rieche. Und da sei ein riesiges nacktes Stück

Knochen mit Fleischfetzen dran gewesen. Was das denn bitte sein solle. Nun ja, was antwortet man dann? Vor allem: Wie erklärt man dem Patienten ohne Oberschenkel, dass die Untersuchung nicht allzu gut verwertbar sei wegen … wegen Idiotie und Unfähigkeit der versendenden Klinik?

Auch wenn der Operateur persönlich nichts dafür kann, geht diese grottenschlechte Versorgung des Patienten mit ihm nach Hause und beschert so manch schlechte Nacht.

Zu spät, zu kaputt, zum Teufel

Im nächsten Raum konnte ich ebenfalls die Zeit nicht zurückdrehen, dafür war die Verletzungsschwere zu groß, der Zeitpunkt der Vorstellung viel zu spät. Es erwartete mich eine freundliche, importierte Elfe im Weichteilmantel, wenig Deutsch, viel Schmerz, viel Unterhautfettgewebe überall am Körper.

Über 70 Prozent der zwischenmenschlichen Kommunikation ist nonverbal. Auch ohne Syntax und Semantik war klar, dass etwas vor Wochen mit dem rechten Ellenbogen passiert war. Ich wickelte ihn aus dem gigantomanischen Gips heraus und sah trotz exorbitant geschwollener Weichteile, dass irgendetwas nicht stimmen konnte. Ich hoffte, dass die drei Wochen alten, auf Papier ausgedruckten Röntgenbilder nicht aktuell waren. Die frischen Bilder einige Minuten später belehrten mich eines Besseren: ein völlig auseinandergesprengtes und seit drei Wochen verrenkt stehendes Ellenbogengelenk, vermutlich unerträglich schmerzhaft. Ich fragte nach, mit Händen und Füßen gestikulierend.

Ich bekam mit schmerzverzerrter Miene und eindeutiger Gestik erklärt, dass die Patientin seit etwa drei Wochen vor Schmerzen kein Auge zugemacht habe. Ich frage mich, warum die Arztschulen von Land zu Land so unterschiedlich waren, während ich über eine kleine Kanüle in der anderen Ellenbeuge hochpotentes Morphin in ihre Blutbahn tropfen ließ, bevor ich den rechten Ellenbogen näher untersuchte. Viel gab es nicht zu überprüfen, das Gelenk war fest verhakt in dieser Position, in der der Oberarmknochen neben dem Unterarmknochen stand. Nur durch eine nicht unelegante Operation in den nächsten Tagen wäre überhaupt noch irgendwas zu retten, aber nicht jetzt. Auch das war rasch sogar ohne große Worte erklärt, und die Dankbarkeit musste man nicht im *Langenscheidt* nachschlagen.

Ich erinnerte mich an Bilder aus Afrika. Die alte Frau, die tagelang aus ihrem Dorf in das staatliche Krankenhaus gelaufen war, nachdem sie von einer Schlange gebissen worden war, im tiefsten Busch. Ihre gesamte Hand und der Unterarm, in ein dreckiges Handtuch gewickelt, zerfielen in eine flüssig-klebrige, stinkende Fleischmasse, das Gewebe war wie verkocht, die Mittelhandknochen schauten skelettiert ins Neonlicht der Notaufnahme, über sie zerfallende Sehnen gespannt. Kein Wort hatte sie gesagt, starrte in meine Augen und litt still. Mutter Afrika saß mit ihren mehr als 80 Jahren schweigsam vor mir und hielt sich mit der gesunden Hand die bei lebendigem Leib verfaulende. Kein Wort des Klagens. Wir amputierten ihr noch in selbiger Nacht den Unterarm, sie verstarb dennoch einige Tage später auf der sonnendurchfluteten Station hinter ihrem Vorhang an den Folgen der schweren Sepsis, in einem Saal mit mindestens vierzig anderen schwerkranken und verletzten Frauen. Der stille Blick aus ihren silbergrauen Augen geht mir bis heute nicht aus dem Kopf.

Ihr Enkel, der sie begleitete, hatte mit den Wachsmalstiften, die ihm die Schwestern der Notaufnahme in die Hand gedrückt hatten, ein Bild von mir gemalt, wie ich seine Großmutter behandelte. Es zeigte mich, mit Teufelshörnern und meiner weißen Haut. Die fremden weißen Teufel. Ich lächelte, ich war Gast in diesem Land, und dennoch hatte ich mehr als Verständnis und wollte gern der Teufel sein, wenn es einem Land half, seine fürchterlich unmenschliche, von Menschenhand erschaffene Vergangenheit zu bewältigen.

Masturbifanten und Lebensgefahr durch Überforderung

Anruf der Schwestern von meiner Station: Der eine Patient sei so komisch. Wie komisch? Er sei so … tot. Irgendwie. Ich bat, den Notfallwagen zu holen, und rannte los. Während ich auf den Flur Richtung Treppenhaus zur Station hinunterrannte, hörte ich aus der Kajüte, vor der ich gestartet war, eine Kollegin einen etwas verwahrlost wirkenden Patienten ins Förmchen pressen: »Drehen Sie sich sofort auf den Rücken, und hören Sie auf zu masturbieren!«

»Frau Doktor, ich masturbiere nicht! Ich halte mir den Bauch, weil er doch so weh tut!«

»Also hier masturbiert jeder Zweite. Woher soll ich wissen, dass Sie es gerade nicht tun?« Ratsch, Vorhang zu. Die

Kollegin trat aus der Kabine, mit dem Seufzen einer Frau, die einen Lappen suchte.

Beim Rennen dachte ich an ein selten dämliches Exemplar von Masturbifanten. Er hatte damals keine Schwester unangegrapscht gelassen. Er robbte sich heimlich nachts im Suff mit seinem Fixateur durch den Schlamm der Weinberge voller Kuhscheiße und maulte, wenn es dann einen schönen Infekt gab: »Ich hab mir schlimme Tiere eingefangen im Krankenhaus. Unglaublich, wie dreckig das da alles war …« Und er brachte bis auf Onanie olympischen Ausmaßes nichts, rein gar nichts, zustande. Der Bitte, den vollkommen unführbaren Patienten frühzeitig zu entlassen, weil er zwischenmenschlich und im tatsächlichen Sinne ein Vollwixer war, wurde nicht nachgekommen. Die mittlere Grenzverweildauer war noch nicht erreicht. Die, die das entschieden, rutschten natürlich nicht jeden Morgen auf dem Jackson-Pollock-Fußbodenmuster aus selbstgemachtem Ejakulat aus.

Auf Station betrat ich das Zimmer, als ein verdächtig bläulicher Patient gerade die Augen verdrehte und seinen letzten Atemzug auf dieser schönen Welt tat. Mit einem Panthersprung auf ihn drückte ich mit ganzer Kraft seinen Brustkorb zusammen – das altbekannte Knacken antwortete. Das Reanimationsbrett, die Drückwaffel, war schon unter ihm im Bett. Heute Morgen bei der Visite noch richtig charmant, lag er jetzt, nicht von der Hand zu weisen, tot unter meinen Händen. Die Reanimationskavallerie von der Intensivstation war schnell da. Ich drückte weiter, der Kollege schob in einer kurzen Kompressionspause den Schnorchel durch die Stimmritze. Weiter drückend mit wehenden Fahnen ins CT, meldete uns telefonisch an.

Du stirbst mir jetzt nicht! Und tatsächlich bot Patient vor der CT-Tür einen spontanen, wenn auch kläglichen, Kreislauf. Schnell wurden Medikamente reingepumpt, die diesen unterstützen sollten. Das CT des Brustkorbs zeigte eine massive Lungenembolie, ein Blutgerinnsel in den Blutgefäßen der Lunge, wie ein Ausgusspräparat der Lunge aus dem Anatomieunterricht. Die Embolie auf dem Boden einer Thrombose war die gefürchtete Komplikation bei Patienten, die verletzungsbedingt – hier war es komplexe Beckenfraktur – lange im Bettchen liegen mussten wie ein Käfer auf dem Rücken. Vor allem, weil man die kostbare OP-Kapazität an private Nonsens-Operationen vergab. Und diese Patienten warteten und warteten, bis ein ausreichend großer OP-Slot für sie frei wurde.

Fuck. Doppelfuck mit Anlauf. Die Kollegen der Intensiv hingen schon an der Strippe, schilderten den Fall und besprachen die Verlegung in die Thoraxchirurgie zur operativen Entfernung des Thrombus, während die mittlerweile angeschlossenen Perfusoren leise surrend kontinuierlich Arterenol in den Kreislauf pumpten. Das Leben passte in wenige Millimeter dicke Plastikschläuche, durch die tropfenweise klare Flüssigkeit rann.

Mich beschlich eine Ahnung. Der Patient lag auf einer Station, die pflegerisch und ärztlicherseits regelmäßig verwaist war, weil sich schlichtweg nicht genug Leute fanden. Thromboseprophylaxe? Ich suchte nach dem Eintrag in der Patientenkurve – und fand keinen. Ich rief den zuständigen Facharzt der Station an – es gab keinen, weder heute, noch die ganze letzte Woche. Er flog mal Hubschrauber, war auf andere Stationen ausgeliehen oder war im Dienstfrei, seit dieser Patient auf seine Station gekommen war. Der allein zurückgelassene junge Kollege, frisch von der Uni, hatte artig Visiten gemacht, aber schlichtweg aus mangelnder Erfahrung die Thromboseprophylaxe vergessen. Einer erfahrenen Pflegekraft wäre das sicher aufgefallen. Die gab es auf dieser Station schon lange nicht mehr. Fatal.

Der junge Kollege war außer sich. Er sollte wenige Wochen nach dem Vorfall kündigen. Weil man ihm deutlich machte, dass er sich nicht richtig organisieren konnte. Ein Fall unter vielen: Dass der junge Assistent allein ist? Passiert täglich. Dass es diese Konsequenzen hat? Schwer zu sagen, so vieles wird verschwiegen.

Jeder findet einen Operateur

Von Station kam ich in die Ambulanz zurück, in der ich vor gut mittlerweile zwei Stunden eine Patientin gesehen hatte, die sich mit Knieschmerzen seit mehreren Monaten bei uns vorstellte. Auch diese Patientin glaubte, ein »Notfall« zu sein. Und verstopfte das System, nicht nur mit ihrer Erwartungshaltung, sondern auch durch ihr völliges Unverständnis.

Meine Handballen taten schon zum ungezählten Mal diese Wochen weh. Ich hoffte auf rasche Hornhaut oder besser Panzerbildung an der Innenfläche meiner Hände, um die vermutlich noch unzähligen Reanimationen meines Arztlebens selbst heil überstehen zu können. Ich stand durchgeschwitzt bei der Patientin im der Kabine. Mich empfing ein freundliches: »Oh, mein Gott, endlich! Was weiß ich, wo Sie gerade herkommen! Essen vermutlich?«

Mir war klar: Das Knie hatte aus Notwehr gehandelt!

Damit bezog ich mich auf die Leibesfülle. Ich platzte, noch etwas schnell atmend. Professionalität vorweg. Ich platzte eben professionell. Also: »Sie haben sich aufgrund Ihrer immensen Körperfülle im wahrsten Sinne des Wortes Ihre Knie kaputtgetreten, die Menisci sind im linken Knie nahezu völlig zerrieben. Um Ihre Schmerzen eventuell zu lindern, können wir, wie wir es am rechten Knie vor Jahren gemacht haben, den zerriebenen und zerrissenen Anteil des Menisci entfernen. Die Operation können Sie, da Sie mit dem Ergebnis auf der rechten Seite sehr zufrieden waren, gern wieder bei uns machen lassen, müssen Sie selbstverständlich nicht. Und nun zu Ihrer Information: Ich bin seit heute Morgen kurz vor 6 Uhr in diesem Haus, jetzt haben wir es 14.30 Uhr. Es tut mir leid, dass Sie eine Stunde in dieser Kabine warten mussten. Ich habe weder gefrühstückt noch zu Mittag gegessen, noch einen Schluck getrunken, meine Zunge klebt an meinem Gaumen fest. Ehrlich gesagt wäre ich froh, wenn ich es endlich mal schaffen würde, pissen zu gehen. Selbst dafür war keine Zeit, weil ich den einen oder anderen Patienten in der Zeit behandelt habe, dessen geringstes Problem Schmerzen im Knie sind, sondern der gerade das Stück Tod durch Sterben gebucht hat. Ich glaube allerdings nicht, dass Sie dafür auch nur ansatzweise Verständnis haben.«

Die Patientin schnaufte wie ein Wal, wollte mich gerade durch heiße Luft aus seinem Blasloch in zwei Hälften zerkochen. Da schaltete sich das bis dahin mindestens genauso vorwurfsvolle kleine Männchen an ihrer Seite diplomatisch ein. »Schatz, die haben hier wirklich viel zu tun. Wir haben ja jetzt Auskunft bekommen. Und schau, wenn du willst, operieren die dich auch.«

Sie atmete laut ein und aus. Ihre Lunge kämpfte schon in Ruhe unter der Last des Gewichts. Sie wollte es sich überlegen. Beim Herausschwimmen fragte ich mich, welche arme Kollegensau in einem OP-Kittel sich wohl vor den Fleischmassen nichtsahnend wiederfinden würde. Schicksal? Ein Gesundheitssystem, in dem jeder Patient ohne jegliches Zutun für seine eigene Gesundheit einen Operateur fand – irgendjemand machte es sicher.

Fick dich, Helikopter-Aura

Mein beinahe letztes zwischenmenschliches Highlight des Tages verlangte noch mal Empathie und Professionalität olympischen Ausmaßes von mir. Notfallambulanzschwester Porno-Pocahontas – aufgrund ihres pechschwarzen Haars, der grellrot geschminkten Lippen, der riesigen Klappe, des weißen Teints und entsprechender Tätowierung so genannt – lotste mich in diese nächste Kabine und rollte schon verdächtig mit ihren Augen.

Junger Patient, sein Aufkleber auf der Liste der noch ungesehenen Patienten verriet mir: elf Jahre alt. Nettes Kerlchen, bisschen dürr, bisschen blass, viel Schmerzen. Lag auf der Notfalltrage, das rechte Bein in einer Schaumstoffschiene. War beim Trampolinhüpfen von selbigem abgesprungen und leidlich günstig auf einem nebendran stehenden Gartenstuhl aus Massivholz gelandet, nur mit dem rechten Bein.

Ohne ein Röntgenbild gesehen zu haben, war ich mir sicher, dass dieses kniegelenksnah oder im Gelenk gebrochen sein musste. Ich informierte kurz die sehr besorgten Eltern, gab noch mehr Schmerzmittel, was der Mutter schon weitere Sorgenfalten auf die Stirn trieb, und ordnete ein Röntgen an. Ich meldete im OP schon mal an, dass mit an Sicherheit grenzender Wahrscheinlichkeit als Nächstes ein malträtierter kleiner Oberschenkel drankäme. Die Bilder waren mitsamt Patient schnell da, der Patient wahrhaftig, die Bilder digital. Gebrochen, mit Beteiligung der Wachstumsfuge, musste als dringliche OP-Indikation betrachtet werden. Die abnorme Stellung durch die Verletzung an der Wachstumsfuge musste schnell korrigiert werden, damit die Durchblutung wiederhergestellt und das Ausmaß der Folgeschäden an der Fuge minimiert werden konnte. Natürlich würde der Knochen ohne OP zusammenheilen, in beschissener Stellung, mit noch beschissenerer Funktion für das Kniegelenk, kurzum keine Option für ein elfjähriges Kniegelenk. So weit, so klar.

Kinder, auch verletzte, sind ganz selten das Problem. Sie haben Schmerzen, aber die kann man ihnen sehr gut nehmen mit Medikamenten. Jedes noch so kleine Kind verstand, dass es sich ein hässliches Bubu zugezogen hatte, dass es mal kurz pennen musste, damit man das Bubu wieder heile machen kann, damit es wieder Fußball spielen oder Teddy auf dem Arm halten oder sonst was machen kann. Das Problem war meistens volljähriger Natur und trat im Doppelpack auf: ELTERN. In diesem Fall wurde mir als Erstes, bevor ich nur Luft holen konnte, verkündet, dass sie privat versichert seien. Macht nichts, wir behandeln sie trotzdem.

Mir fiel die Unterhaltung zwischen Ludwig XIV. und seinem Leibarzt ein. Letzterer behandelte durchaus auch mal Normalsterbliche, und der König wollte von ihm eines Tages wissen, wie sich denn die königliche Behandlung von der des normalen Gesindels unterscheide. Da antwortete der Arzt, es gebe keinen Unterschied, er behandele alle gleich. Der König war natürlich erzürnt, weil er wie niederer Abschaum behandelt wurde, gab ihm zu verstehen, wie vollkommen inakzeptabel es sei, dass er wie der Pöbel behandelt werde. Daraufhin antwortete der Arzt: Nein, er behandele jeden wie einen König.

Es half nichts, der private Nervdoppelpacksack stand immer noch vor mir. Ob denn der Chef da sei, um das zu behandeln. Seufzte. Also prinzipiell hätten sie das Recht auf die Chefarztbehandlung, außerhalb der normalen Geschäftszeit würde das sein Stellvertreter, der diensthabende Oberarzt, machen. Ja, auch der hatte so was schon mal operiert. Ja, genau, es musste operiert werden. Ja, dringlich. Nein, keine menschenwürdige Alternative denkbar. Nein, kein Gips.

Das könne man nicht so schnell entscheiden, die Aura des Kindes sei jetzt so nachhaltig gestört, erst müsse man diese wiederherstellen, frühestens dann könne man irgendeine Entscheidung treffen. Ich blickte in diese schlechte Zweimann-Laienschauspielgruppe. Wollten die mich verarschen? Es gab nur noch eine Elternspezies, die mich direkt alle Torpedorohre fluten ließ, und das waren Impfgegner.

Aha, wie lange würde denn die Aura-Regeneration dauern? Ließe sich nicht genau sagen, Stunden, vielleicht auch Tage. Bei dem Wort »Tage« stöhnte der Kleine auf. Ja, da könne man nichts machen, das habe schon Vorrang. Ich wollte nicht mehr spielen. Das passte in die Unterhaltungen, bei denen ich sieben von vier Lämpchen schon am Glühen hatte, bevor es richtig losging. Die Aura, heute durfte es also die Aura sein. Mir waren die Patienten echt lieber, wenn sie mit ihren Eingeweiden in der Hand einfach nur freundlich zugewandt um Hilfe brüllten, nicht aber die Form der Diskussionen, aus deren hässlicher Ecke auch jene Impfgegner ihre Argumente ausgruben.

Kein Problem, es sei ja nicht mein Sohn, der Schmerzen haben würde wie ein Tier bei der kleinsten Bewegung, der nicht mehr wissen würde, wie er liegen oder pinkeln sollte die nächsten Tage, bis die Aura wieder startklar wäre. Ich bräuchte jetzt nur eine Unterschrift von beiden, dass sie ihrem Sohn wissentlich und nach umfangreicher Aufklärung über Folgeschäden bei ausbleibender Operation abwendbaren Schaden zuzufügen bereit wären. Also unterschreiben konnte man so was natürlich nicht. Hätte akute Lebensgefahr bestanden, hätte ich die lebensunfähigen sogenannten Eltern und ihr Sorgerecht einfach mit dem Recht, das höhere Gut zu schützen, in diesem Fall Leben, umgehen können. Aber höchstwahrscheinlich würde der Junge nicht akut an einem Oberschenkelbruch sterben.

Gutes Zureden und erneutes Erklären brachten nichts, dazu bedurfte es schließlich eines Gesprächspartners, der in dieser Welt mit irdischen Problemen angekommen war. Letztlich hielt man es für das Beste, den Sohn erst mal wieder mitnehmen zu wollen. Als jedoch klar war, dass er nicht mal in der Lage war, sich allein aus dem Liegen ins Sitzen hochzuziehen, brauchte man eine andere Strategie.

Zum Glück ließ einen die Natur in solchen Momenten nicht im Stich. Man konnte dem Kompartmentsyndrom beim Hochkochen zusehen. Dieses beschreibt den Umstand, dass es aus dem gebrochenen Knochen in die umliegende

Muskulatur einblutete. Anatomisch lag diese Muskulatur aber nicht einfach schwabbelig und lose um die Knochen herum, sondern war in Muskelgruppen unterteilt in dicke Bindegewebshüllen, sogenannte Faszien, eingehüllt wie in einen dicken, festen Schlafsack. In diesem Schlafsack schliefen aber nicht nur die Muskulatur, sondern auch die Blutgefäße und die Nerven. Sollte ein Druck in so einer Muskelloge zu lange zu hoch sein, bringt dies irreparable Schäden vor allem an den Nerven mit sich. Dies bedeutet bei den meisten Patienten eine schmerzhafte Mischung aus Lähmung, chronischen Schmerzen und grotesker Fehlhaltung, kurzum: ein Notfall. Notwendig ist hier also ein großer Schnitt, ins Bein in diesem Fall, um den Druck zu entlasten.

Während die Erzeuger also Plan B suchten, schwoll das Bein minütlich an, und die Schmerzen erreichten eine neue, ungeahnt qualvolle Dimension. Ich gab natürlich mehr Schmerzmittel, gern auch demonstrativ, sie halfen natürlich nicht. Erwartungsgemäß. Jetzt bestand durchaus akutere Gefahr, zwar nicht für das Leben, aber ich sah kein Problem darin, einem Gericht auf dieser Welt erklären zu müssen, dass ich unendliche Qualen durch eine Operation behoben hatte. Mit dem Rücken an der Wand und dem zunehmend schweißgebadeten Kind auf der Trage stimmten Privatversichertenstatuseltern also notgedrungen einer OP zu. Endlich!

Ich klärte über die Verfahren und das Prozedere nach der OP auf, dass mit geringer Wahrscheinlichkeit eine Bluttransfusion nötig sei, insbesondere jetzt, da eine offensichtlich stärkere Einblutung vorliege als bei einem einfachen Bruch. Entsetzte Augen und zwei offene Münder, die nach Luft schnappten wie Karpfen, starrten mich an. Ich blickte schweigend in einer Erwartungshaltung in das elterliche Karpfenbecken. Man schnappte wieder nach Luft. OP sei schon kaum zumutbar mit der Aura, Blut käme nicht infrage, man sei Zeuge VerloreneSeelenAufDerSucheNachErlösung oder sonst irgendein Scheiß, das Kind selbstverständlich ebenfalls, Verstoß aus der Gemeinschaft wäre die Folge. Das ganze Fass der Verirrungen des menschlichen schwachen Geistes wurde vor mir aufgemacht, als hätte ich danach gefragt. Geduld hatte ich vorher schon keine gehabt, jetzt erst recht nicht mehr.

Ich wies darauf hin, dass wir auch ohne das elterliche Einverständnis die OP durchführen würden, was – wer hätte es gedacht – eine Flutwelle an Erzürnung und Klageandrohungen mit sich brachte. Ich sagte ihnen, sie sollten wenigstens aufpassen, dass ihr Rechtsanwalt meinen Namen richtig schriebe, und verließ den Behandlungsraum. Denn ich fürchtete, dass sich so viel Enthirnung durch mein Shirt fressen würde, wenn ich nur lange genug danebenstehen würde.

Natürlich ging das Kind in den OP, natürlich sollte ich kein Schreiben eines Anwalts bekommen.

Endstation Helmut

Bei all den zu Unrecht leidenden, aber stets hochanklagenden Notaufnahmepatienten, die da allesamt fehl am Platz sind, bei all den Privatpatienten, die erwarten, dass der gesamte Regelbetrieb stillsteht, bei all den Helikopter-Eltern still leidender Kinder, bei all diesem Sammelsurium der zwischenmenschlichen Unzumutbarkeiten, sind mir neben den Kindern die Korsaren die liebsten. Beides sind sehr aufrichtige behandlungsbedürftige Patientengruppen. Es sind natürlich nicht die Kaperfahrer vergangener Zeiten gemeint, sondern eher so jemand wie: Helmut.

Helmut saß wie ein Häuflein Elend in einem sehr verwahrlosten Menschenkostüm am Rande eines strahlendweißen frischen Krankenhausbetts und schien auf den Bus zu warten. Und nestelte ein wenig an dem Bettlaken vor sich hin.

»Helmut?«

»Hmmm ...« Ein freundlicher Blick, völlig entleert.

»Helmut, der Stiefel, den du von uns bekommen hast, war der auch manchmal am Fuß dran?«

»Hmmm, ja schon. So den einen oder anderen Tag.«

Helmut war vor vier Wochen in die Notaufnahme gekommen, weil er einige Tage zuvor, genau wusste er es nicht, beim Spaziergang im Park im Dunkeln mit dem Fuß umgeknickt war. Er hatte sich damals das Sprunggelenk gebrochen. Aber da Helmut stets ein Standgas von mindestens zwei Promille hatte, war ihm das nicht aufgefallen. Wir hatten ihn damals aufgenommen, Helmut wurde geduscht und bekam aus der Spende einen Satz frische Klamotten. Wir hatten damals mit ihm besprochen, dass wir wohl eher nicht operieren würden, weil er sich aufgrund seiner Alkoholsucht an nichts, rein gar nichts, in der postoperativen Therapieempfehlung würde halten können. Helmut gab uns zu verstehen, dass er mit dem Vorgehen einverstanden war, und trank zum Beweis mitten in einer Visite eines Morgens seelenruhig eine 500-Milliliter-Flasche Handdesinfektionsmittel mit einem großen Schluck aus. Der Internist, den wir wegen Vergiftung kontaktierten, sagte damals nur trocken: »Der? Der bekommt davon höchstens bisschen Dünnschiss. Wir wären schon lange tot.«

Und nun? Jetzt war er wieder da, der Fuß stand grotesk neben dem Unterschenkel, der Stiefel aus Plastik und der Frotteeinnenschuh zur Schienung und Abstützung des Bruchs lagen wie zum Beweis artig neben ihm auf der Bettdecke. Ich seufzte. Seine Blutwerte ergaben zum aktuellen Zeitpunkt 4,1 Promille. Helmut starb einen sehr langsamen Tod mit seinem Korsakow-Syndrom, einer sehr häufig durch langjährigen starken Alkoholkonsum entstandenen Form der Demenz, die mit der sinnbildlichen Beschreibung »sich das Hirn wegsaufen« sehr gut erläutert ist.

Ich konnte ihn schlecht bis zum Ausheilen des Bruchs im Krankenhaus lassen – eine Kurzzeitpflege hätte er selber zahlen müssen und wollte sowieso niemals in so eine Einrichtung. Es war schicksalhaft. Er war mündig und konnte selbst entscheiden. Und während ich überlegte, was mit diesem entstellten Fuß zu tun war, auf dem er kaum laufen konnte, zeigte mir Helmut die Lösung: Während er mich aus glasigen hellblauen müden Augen anschaute und murmelte: »Sie war die schönste Frau«, ließ er auf der Bettkante sitzend ein Rinnsal warmen Urins zwischen seinen Oberschenkeln auf den Boden laufen. Dann schaute er mit einer Mischung aus Ungläubigkeit und Amüsiertheit auf die Lache. Bevor ich etwas tun konnte, nahm er sich in aller Ruhe den Innenschuh aus Frottee seines Unterschenkelstiefels, kniete sich unbeholfen hin und wischte den verdreckten und verpissten Boden der Aufnahme fein säuberlich damit auf. Und legte ihn danach ins Bett zurück.

Ja, es war schicksalhaft. Nein, wir würden ihn nicht operieren, auch dieses Mal nicht. Vielleicht eine Dusche, ein paar andere Klamotten, diesmal nicht das Desinfektionsmittel aus dem Handspender saufen lassen und dann wieder nach Hause schicken. Zurück in einen sehr langsamen Tod.

Zombieprojekt ZNA

Als ich an diesem Abend dem diensthabenden Kollegen den Funk mitsamt Übergabe in die Hand drückte, wischte der beim aufmerksamen Zuhören ganz beiläufig das schweißnasse Display des Funks trocken. Ein Schädel-Hirn-Trauma aus einem umliegenden Krankenhaus war angemeldet, mit wenig bis gar keinem Fachwissen, dafür aber dankenswerterweise auch reichlich wenig Deutschkenntnissen. Ich hatte nicht wirklich eine Ahnung, was der lärmende Blechvogel in einigen Minuten abwerfen würde. Maximalversorger oder Maximalversager, es stand und fiel mit den Kompetenzen auf zwei Beinen, den Mitarbeitern, die in einer Krankenhaus-Holding-Welt mit dem Hobbyschwerpunkt Mensch gern wie ungeliebte Scheidungskinder behandelt wurden.

Ich dachte traurig an das fehlgeschlagene Projekt ZNA, der Zentralen Notaufnahme. Seit Mai 2018 vom Gesetz her verpflichtend[15] sollte es eine qualitativ hochwertige Patientenversorgung und -diagnostik in den Notaufnahmen der Krankenhäuser ermöglichen, damit die, aus eigener Erfahrung, durchschnittliche Wartezeit der insbesondere betagten Patienten nicht mehr bei 6,5 Stunden lag – oder länger.

Der tatsächlich sinnhafte Zweck einer idealerweise funktionierenden ZNA liegt darin, dass durch räumliche Gegebenheiten, beispielsweise einem großen Überwachungsraum für alle Patienten gepaart mit einem intelligenten Triage-System, die akut Behandlungsbedürftigen sicher identifiziert werden. In den darauffolgenden Schritten sollte der richtige Patient damit die richtige Therapie zum schnellstmöglichen Zeitpunkt bekommen. Klassischerweise denkt man hierbei an den Herzinfarkt oder auch die Blutvergiftung unklarer Genese, bei der die unverzügliche Erstgabe eines Breitspektrumantibiotikums maßgeblich die Überlebensrate beeinflusst. Nun haben die wenigsten vor allem alten Krankenhäuser überhaupt die Möglichkeit, so etwas kostenneutral baulich umzusetzen – geschweige denn auch nur ansatzweise Personal.

Der Versuch, adäquates Personal für diese Positionen einzustellen, war kläglich gescheitert. Verwaltungen wünschten sich ebenfalls völlig kostenneutral eine hohe Qualität an Patientenversorgung, wollten dafür aber höchstens Schülerpraktikanten und akademische Uni-Abgänger zur Verfügung stellen. Mit der gravierenden Folge, dass immer mehr vor allem wehrlose betagte Patienten ohne aggressive Angehörige sang- und klanglos auf harten Tragen in Häusern der Minimalst-, aber auch Maximalversorgung, während des stundenlangen Wartens wegsterben. Die fanden keine Erwähnung, wenn sich in den Verwaltungsetagen gegenseitig dafür auf die Schulter geklopft wurde, dass man mit warmen Worten und personalkostenneutral auch in diesem Jahr das Projekt ZNA abwenden konnte.

Ein Tag wie jeder andere. Morgens als Gandhi in die Klinik, abends als Hitler fluchend die zum hundertsten Male abgelaufenen Flure verlassen. Welch großartige Leistung.

Den Toten ist es gleich.

Ich, seit Stunden im eigenen Saft geschmort, beim Abflug.

Nervige Gerontosaurier:
Der missachtete betagte Patient

Genau die. Diese verschrumpelten, alten faltigen Körper
mit irrem Blick in die Leere, nestelnde Finger und spröde
Lippen, die keine zwei zusammenhängenden Worte zustande bekommen. Nichts wert in einer Gesellschaft, in der
Kaufkraft, Konsum und Arbeitskraft zählen und die sozialen Strukturen keinen Raum mehr bieten für den betagten
Menschen. Der alte Patient, ohne Lobby und ohne Stellenwert in einem Gesundheitssystem, das ihn statt zu schützen, schutzlos ausliefert. Ich kenne diese Situationen allzu
gut aus meinem eigenen klinischen Alltag.

Seit Tagen und Wochen erfolglos – manchmal ärztlich –
begleitete und gnadenlos prolongierte und unterdiagnos-
tizierte fachliche und menschliche Katastrophenfälle, gern
verlegt aus Hinteroddsenbach oder auch vom »KAdeWe«,
der Klitsche am Arsch der Welt, mit dem letzten Kran-
kentransport aus einer Klinik, in dem es keinen einzigen
deutschsprechenden Assistenten mehr gibt, natürlich ohne
den zuvor in brüchigem Deutsch am Telefon angepriesenen
Arztbrief. Dafür aber gern ersatzweise mit hässlichen mul-
tiresistenten Tieren in der Arschfalte, die im Anschluss ein
Ausräuchern der Krankenwageneinfahrt mit Napalm erfor-

derlich machen. Oft trafen diese Verlegungen am Freitagnachmittag ein – »Supereier« genannt, weil sie einem ins eigene Nest gelegt wurden ohne jegliche Anmeldung und weil einem zum Ausbrüten dieser Patientenfälle schlichtweg der Arsch platzte.

Sehr häufig stammten diese Patienten entsprechend der omnipräsenten Alterspyramide der Bevölkerung, der Saurier-Döner-Pyramide, aus der Rubrik Gerontosaurier, alle Ü-80 Jahre alt. Sie hatten eine ellenlange Liste an zivilisatorischen Vorerkrankungen und Medikamenten, kamen beispielsweise mit schwerster Spondylodiszitis, einer heftigen Entzündung eines Bandscheibenfachs an der Wirbelsäule, mit völlig derangierten Blutwerten, kurz vor der fulminanten Sepsis, sprich Blutvergiftung, und mit schon mindestens seit einer Woche bestehenden Lähmungen beider Arme und Beine. Ach, und mit Wasserlassen und Stuhlgang habe es auch nicht mehr so gut geklappt die letzte Woche. Mit 87 konnte man ja nur noch einmal pro Woche Wasser lassen, man trank eh nichts mehr.

Im nahezu mumifizierten Zustand traf ich dann auf diese ohnehin schon schwer vorbelasteten Patienten. Sie waren schnell, beispielsweise computertomografisch, diagnostiziert:

»Komputa-Was?«

»Na ja, da werden Sie in eine Röhre gesteckt und Schnittchen von Ihnen gemacht.«

»Ach herrjeh, ob ich das überlebe?«

Das ganze Ausmaß des Elends war so scharf gestochen in weitestgehend Schwarzweiß und wenig Grautönen zu sehen: Eine dringliche Operation mit Entlastung des Rückenmarks durch Ablassen des Eiters war unumgänglich. Ob das für einen alten Patienten mit tagelang bestehender Entzündung überlebbar war, entschied häufig nur noch das Schicksal.

Genau kann ich bei diesem und ähnlichen Fällen nie sagen, was mich wütender macht: die Tatsache, dass der Verlegende in diesem System den Anspruch hatte, Arzt zu sein, oder dass es auch irgendwann mal meine eigene Mutter treffen könnte, die in ihrem Siechtum alleingelassen und unterdiagnostiziert die allzeit einsetzbare Ausrede »Alter!« über sich ergehen lassen musste, sofern man sie nicht mit schwachsinnigen, aber geldbringenden Operationen und Maßnahmen melken konnte. Diese alten Patienten fallen durch alle Register, keine sorgende kümmernde Hand, nur überfordertes, unterbesetztes Personal, das keine Zeit hat zum Füttern, Reden oder Vorlesen.

Manchmal gab es Kinder, aber selbst das war kein Garant für eine gute Versorgung. Wie bei der 89-Jährigen, die aus dem Heim vorstellig wurde, weil sie nicht mehr laufen wollte. Der Tochter war es beim jährlichen Besuch (nicht an Weihnachten oder am Geburtstag, da passte es meistens ganz schlecht) aufgefallen. Ich erinnere mich an den Gestank, als ich die alte Dame aus ihrem dreckigen Pyjama holte und mir einen feuchten, von Bakterien besiedelten Gewebszerfall des Unterschenkels ansah. Die Tochter hatte sich schon gefragt, warum die zuständige Pflegeaushilfskraft für ihre Mutter so viele Duftkerzen im Raum aufgestellt hatte. Auch ein Wunderbäumchen hing am Knauf des alten Nachttischschranks, den sie als einziges Möbelstück aus ihrer alten Wohnung hatte mitnehmen wollen. Wunderbäume können allerdings keine Wunder vollbringen – derartige schon gar nicht.

Das Drama nimmt seinen Lauf

Eine 78-jährige Patientin litt an Bluthochdruck und Herz-rhythmusstörungen, die eine dauerhafte Einnahme eines blutverdünnenden Medikamentes notwendig machten, zu-dem hatte sie Diabetes, die berüchtigte Zuckerkrankheit, welche mit Tabletten ebenfalls gut beherrschbar ist. Nach einer einmaligen Episode mit Oberbauchschmerzen wur-den kleinere Gallensteine festgestellt. Sie selbst hatte keinen ausgeprägten Leidensdruck, und medizinisch gesehen gab es keine Notwendigkeit der chirurgischen Intervention bei sehr kleinen Steinen und bislang nur einmaligen Beschwer-den, die nach wenigen Tagen völlig abgeklungen waren.

Man kam aber auf die Idee, dass das Entfernen von ein paar Steinchen per Schlüssellochtechnik, also mit wenigen kleinen Schnitten und ohne den ganzen Bauch zu öffnen, für die Patientin von Vorteil sein würde – und für die Zah-len des kleinen Krankenhauses, das am Existenzabgrund he-rumkrebste. Die Patientin war vor Einlieferung zu dieser folgenreichen Operation vollkommen selbstständig und er-ledigte ihren Haushalt komplett ohne Hilfe. Es fiel ihr zwar etwas schwer, aber sie hatte ihren Tag gut organisiert und war geistig absolut klar. Sie bekam also über wenige Zen-timeter messende Schnitte ihre Gallenblase entfernt. Die Operation verlief scheinbar unauffällig.

Wenige Tage nach der Operation verschlechterte sich ihr Zustand, sie wurde hochfiebrig und die Laborwerte lie-ßen eine beginnende Blutvergiftung erkennen. Die durch-geführte Computertomografie zeigte einen Abszess im Be-reich der Leber, im ehemaligen Gallenblasenbett, der eine Drainageeinlage zum Ableiten des Eiters notwendig machte.

Aus dem Eiter wurden im weiteren Verlauf zwei menschliche Fäkalkeime nachgewiesen. Die folgende Antibiotikatherapie kam aufgrund der zahlreichen Nebenwirkungen einer Chemotherapie gleich, von der sich die Patientin nicht wie erwartet erholte.

Bei erheblichen Problemen mit ihrem ohnehin vorbelasteten Herzen wurde sie auf die Intensivstation gebracht, nachdem sie einen herzbedingten Schock erlitten hatte, einen Zusammenbruch ihres Kreislaufes aufgrund nicht ausreichender Pumpfunktion des Herzens. Infolge vermehrt auftretender Rhythmusstörungen musste sie mehrmals wiederbelebt sowie lange künstlich beatmet werden.

Das angeschlagene Herz vertrug die vor der ersten Operation schon bestehende Verengung der Herzkranzgefäße überhaupt nicht. Folglich mussten die beiden großen Hauptgefäße durch die Einlage eines Stents, einem kleinen Metallröhrchen an der verengten Stelle des Blutgefäßes, wieder geöffnet werden.

Da das Herz insgesamt über Wochen schlecht pumpte, staute sich Blut in den Lungenkreislauf zurück, letztlich presste sich Flüssigkeit in den Raum zwischen Lunge und Brustkorb, ein sogenannter Pleuraerguss, und bedrängte diesmal die Lunge. Man versuchte nun, die Flüssigkeit über einen dünnen Schlauch abzulassen, pikste dabei den Schlauch in die Lunge und verletzte diese, sodass Luft in den Brustkorb drang und die Lunge noch weiter zusammenschob. Sogar das überlebte die Patientin durch die Einlage einer gartenschlauchdicken Thoraxdrainage.

Bei dem Versuch, das stolpernde, unregelmäßig schlagende Herz mit einem Schrittmacher zu unterstützen, löste sich beim Einbringen der Kabelelektrode ein Teil dieser und es wurde außerdem ein großes Blutgefäß der dahinter geschalteten Lunge eingespült. Dieses war damit verschlossen und nahm nicht mehr am Sauerstoffaustausch teil – was leider die Haupteigenschaft dieses Organs ist. In einem neuerlichen operativen Eingriff im Gefäßsystem der Lunge konnte das verlorengegangene Kunststoffteil schließlich entfernt werden.

Unglaublich, aber die Patientin war sehr zäh und überstand diese fast sechswöchige Episode an Lebensgefahr. Im Anschluss war ihr Herz das einer 120-Jährigen, sie musste in der Reha wieder laufen lernen, da sie nach wenigen Metern völlig erschöpft war. Die Antibiotikagaben hatten ihre Nieren nachhaltig geschädigt, sodass ihre Trinkmenge angepasst werden musste, damit sich nicht zu viel Flüssigkeit im Körper aufstaute und das Herz zusätzlich ermüdete. Trotz Schrittmacher machten die Rhythmusstörungen weiterhin Beschwerden, und sie neigte zu Ohnmachtsanfällen mit entsprechender Sturzgefahr. Ihre Lunge war in der Funktion eingeschränkt, da die durchgeführten Eingriffe eine gewisse Vernarbung an dem Gewebe mit sich gebracht hatten.

Letztlich wurde die Patientin ein Pflegefall, die gesamten sozialen Strukturen mussten neu angepasst und eine dauerhafte Hilfe und Unterstützung ermöglicht werden. Der psychologische Aspekt dieser Leidensgeschichte ist hier gar nicht erwähnt. Ich kann Ihnen aber versichern, er ist mindestens so aufwendig zu therapieren wie Abszesse mit Scheißekeimen im Bauchraum oder müde gepumpte Herzen mit gestörter Reizleitung.

Ich möchte nicht falsch verstanden werden: Komplikationen sind bei jeder chirurgischen Intervention und Operation möglich – darüber sollte der Patient aufgeklärt sein.

Wenn sich aber wie in diesem Falle nahezu alle denkbaren Komplikationen tatsächlich einstellen, eine ernsthafte Lebensgefahr ergeben und die Patientin alles in einem sehr schlechten Zustand überlebt, dann muss man sich der berechtigten Kritik stellen: Musste die initiale Operation überhaupt sein? Falls die Begründung für einen solchen Eingriff in einem monetären Anreiz liegt, dann ist das als kriminell und menschenverachtend zu beschreiben.

Schneegestöber

Ich erinnere mich an eine Anfrage einer Kollegin, das dahinterstehende Patientenschicksal ist ein weiteres Beispiel aus einer langen Liste an schwachsinnigen, weil nicht indizierten Operationen an betagten Patienten.

Aus einer benachbarten Rehaklinik für Geriatrie, für Altersheilkunde also, liebevoll auch Saurieranstalt genannt, bekam ich einen Anruf der dortigen Kollegin. Dort hatte man aus einer kleinen chirurgischen Abteilung, die mit jedem Eingriff um ihre Existenz kämpfte, einen Patienten zur postoperativen Rehabilitation verlegt bekommen. Die geriatrische Kollegin wollte wissen, ob »sich das so gehört«, und schickte mir CT-Bilder ihres Patienten.

Ein 82-jähriger Herr war im eigenen Garten so ungünstig aus seinem Gartenstuhl auf einen Blumenkübel gefallen, dass er sich den zwölften Brustwirbelkörper zerborsten hatte. Er war mit einem Schrauben-Stab-System operiert worden, um den Bruch zu überbrücken und das Rückenmark zu schützen. So weit, so gut. Dann war man auf die

Idee gekommen, durch eine Zementauffüllung des zertrümmerten Wirbelkörpers noch mehr Stabilität – vor allem in die Finanzen der Abteilung – reinbringen zu wollen.

Bei vielen Brüchen ist das möglich und probat, bei einer derartigen Zertrümmerung aber verbietet es sich, da der Zement beim Einbringen natürlich nicht in dem zerstörten Wirbelkörper blieb, sondern gern mal in die Blutgefäße vor der Wirbelsäule gelangte und von dort überall im Körper verteilt wurde – in erster Linie in der Lunge. Und so starrte ich auf eine Computertomografie, auf der ich eine Lunge erkennen konnte, in die überall Knochenzement eingesprengt war, wie ein Schneesturm, unzählbar viele kleine weiße Flocken. Nur war das kein Wintermärchen, sondern ein Zementalbtraum. Entsprechend schlecht ging es dem Patienten.

Als ich zwei Tage später anrief, kämpfte er mit einer fürchterlichen Lungenentzündung. Die Kollegin war sich sicher, dass er bald an Lungenversagen sterben würde.

Grausames Déjà-vu

Es mag sein, dass ein Mensch in den letzten fünf Jahren seines Lebens 85 Prozent der medizinischen Kosten für das Gesundheitssystem entstehen lässt. Wenn ich mir – nur aus dem bescheidenen orthopädisch-unfallchirurgischen Blickwinkel betrachtet – die Diagnosen und Verletzungsentstehungen meiner betagten Patienten in diesem Zeitraum anschaue, bleibt mir nichts, als unterlassene Hilfeleistung und Profitgeilheit aller Beteiligten zu unterstellen.

Sehr nachdrücklich ist mir eine Patientin in Erinnerung geblieben, die mir ein Kollege ganz nebenbei wegen einer fachlichen Meinung zu einem operativen Vorgehen vorgestellt hatte. Nachdem ich mich durch ihre fast zweijährige Leidensgeschichte, beginnend im Alter von 85, gewühlt hatte, war ich sprachlos: Wie nahezu alle Frauen ab 65 Jahren hatte sicher auch diese Patientin im Sonnenmangelland Deutschland erst eine Osteopenie, die Vorstufe zu einer Osteoporose, und dann die Osteoporose selbst entwickelt.

Die Diagnosestellung ist denkbar einfach. Nach einer Knochendichtemessung kann man eine Therapie einleiten, in Abhängigkeit von dem Grad der Knochenentmineralisierung entweder mit der Substitution mit hochdosiertem Vitamin D, Calcium und einem regelrechten Vitamin-B-Spiegel. Oder man begibt sich auf die knochenabbauhemmende pharmakologische Schiene, die bereits nach sechs Monaten eine signifikante Verminderung des Knochenbruchrisikos aufweisen kann. Kurzum: Selbst bei einer 92-jährigen Patientin mit einer weiteren Überlebenszeit von sechs Monaten wäre die Medikation gerechtfertigt, um spontane Brüche eines regelrecht morschen Skeletts zu verhindern.

Der gefürchtetste Bruch aus dieser Kategorie ist der Oberschenkelhalsbruch. In Deutschland brechen sich allein 160.000 Patienten pro Jahr den Oberschenkelhals – zum allergrößten Teil osteoporotisch bedingt in der Altersklasse Ü-70. Selbst bei einer optimal laufenden Operation und einem problemlosen stationären Aufenthalt im Krankenhaus sterben 20 Prozent aller Patienten am Ende des ersten Jahres an den Folgen der eintretenden Hilflosigkeit und der Verschlechterung des Allgemeinzustands. Damit liegt die Sterblichkeit deutlich höher als bei sehr vielen Krebserkrankungen in dem Patientenalter zusammen! Die jährlichen Kosten nur für die Behandlung dieser einen typisch osteoporotischen Fraktur belaufen sich in Deutschland auf 2,5 Milliarden Euro, und die Behandlung aller osteoporotischen Frakturen schlug 2010 mit 9 Milliarden Euro zu Buche, in zwei bis drei Jahren liegen wir bei 11 Milliarden Euro. Die WHO prognostiziert bis 2050 eine Vervierfachung der osteoporotischen Knochenbrüche, in den Ländern der westlichen Welt sogar noch höher.[16]

Die Patientin aus meiner Geschichte zeigte leider sehr eindrücklich, dass es eben diese zahlreichen weiteren Frakturen infolge einer Osteoporose geben konnte.

Zunächst brach sie sich das rechte Handgelenk, ein unkomplizierter Bruch, aber sie benötigte einen Gips für mehrere Wochen. Da sie mit diesem weiterhin versuchte, allein ihren Haushalt zu führen, stürzte sie mit dem Wäschekorb in der nicht gegipsten Hand auf den wenigen Stufen in den Waschkeller und brach sich dabei das linke Handgelenk. Dieser Bruch stand jedoch so schlecht, dass er insgesamt zweimal operiert werden musste.

Kaum war sie wieder daheim, beklagte sie heftige Rückenschmerzen: Die Röntgenaufnahmen in dem neuerlichen Krankenhausaufenthalt zeigten einen unter Last des Körpergewichts frisch gesinterten zwölften Brust- und ersten Lendenwirbelkörper. Lendenwirbel Nummer zwei und drei waren bereits vor Monaten/Jahren gesintert, waren so platt wie überfahrene Dachse und erklärten, warum die Patientin in dem letzten eineinhalb Jahren zehn Zentimeter an Körpergröße eingebüßt hatte.

Kaum war sie nach der obligatorischen Zementaufspritzung der frischen Wirbel wieder zu Hause, stürzte die Patientin an einer Teppichkante und brach sich die rechte Schulter, ein Oberarmkopfbruch. Eine Rekonstruktion der Schulter war nicht möglich, da der osteoporotische Knochen in Aberdutzende kleine Scherben zersprungen war und Schrauben, selbst mit Zement in die Knochen geklebt, keinen Halt finden konnten. Sie bekam eine Schulterprothese, also ein künstliches Gelenk.

Sie erholte sich nach dieser Narkose nur sehr mühsam, die beginnende Demenz galoppierte mit dem ständigen Ortswechsel (zwischen ihrem Zuhause und der Klinik) und den vielen fremden Gesichter exorbitant schnell voran. Da sie koordinativ und kognitiv weiter abbaute und sich der Knochen in der Zwischenzeit natürlich nicht von Geisterhand aufbaute, brach beim unsanften Zurückplumpsen eines Morgens auch der linke Oberarmkopf. Auch hier verblieb nur die Schulterprothese, postoperativ war die Patientin kaum mehr zu mobilisieren.

Es gelang mit viel Mühe und einer akutgeriatrischen Rehabilitation, sie auf ein Minimum an Selbstversorgung (Essen und Körperpflege mit Unterstützung) zurückzupäppeln. In ihr Haus konnte sie nicht zurück, es wurde ein Platz in einem Pflegeheim gefunden. Dort stürzte sie des Nachts, als sie in der fremden Umgebung verwirrt über die Gänge lief. Sie wurde erst Stunden später aufgefunden, unterkühlt und völlig orientierungslos. Sie hatte sich beim Sturz den Schenkelhals gebrochen, die Operation verlief gut, sogar erste Mobilisierungen in den Stand und Gang gelangen. Wenige Tage später wies sie Essen und Trinken zurück und starb kurz darauf.

In all den Briefen aus dem Krankenhaus wurde eine umgehende Diagnostik und Osteoporosetherapie empfohlen.

Diese hätte ambulant stattfinden müssen, da die vorbereitenden Untersuchungen nicht im Krankenhaus durchführbar sind. Über den gesamten Zeitraum war nichts, rein gar nichts davon an die Patientin durchgedrungen. Aus mangelnder Überwachungs- und Nachverfolgungsmöglichkeit, fehlendem Anreiz durch eine adäquate Vergütung oder was sonst noch alles als beschämende Ausrede infrage kommen könnte.

Prophylaxe ist nicht profitabel

Ich möchte an dieser Stelle nochmals betonen: Die Fraktur ist nicht als eigenständige Verletzung zu werten, sondern lediglich ein Symptom eines meist mehrere Jahre dauernden körperlichen und geistigen Verfalls! Und insbesondere dem physischen Abbau, hier im Speziellen der Knochen, kann hocheffizient und unglaublich kostengünstig vorgebeugt werden. Aber genau das ist das Problem: eine Schlaganfall- und Herzinfarktprophylaxe ist medikamentös hoch lukrativ mit zahlreichen Substanzen gegen Bluthochdruck und hohe Blutfettwerte, entsprechend sind die Vermarktungsmaschinerie und die Lobby der Pharmaindustrie. Die Kosten und somit der Ertrag für Vitamin D und Calcium sind dahingehend lächerlich und bewegen sich im Rahmen weniger Cents.

Seltsamerweise wird auch bei der Vermarktung von Mitteln gegen Schlaganfall und Co. mit der Angst der Patienten gespielt, im Fall einer derartigen Erkrankung von Hilflosigkeit und Pflegebedürftigkeit bedroht zu sein. Exakt diese

Argumente treffen allerdings auch für eine gesinterte Wirbelsäule, gebrochene Oberarmknochen oder ein Kreuzbein zu, welches so morsch ist, dass es unter der bloßen Last des Oberkörpers zusammenbricht und keine mechanisch belastbare Verbindung mehr zwischen Oberkörper und Beinen besteht. Das geht mit schmerzbedingtem Verlust der Lebensqualität einher, macht immobil und die Patienten sind auf fremde Hilfe angewiesen.

Als operierende Unfallchirurgin macht es mich rasend, ein und dasselbe Patientenetikett innerhalb kürzester Zeit zweimal auf verschiedenen OP-Berichten wegen osteoporotischen Frakturen zu lesen. Bei sieben Fakturen wie im obigen Beispiel bin ich völlig fassungslos vor Entsetzen.

Alte Patienten sind keine Arbeitskraft mehr, und ihr Stellenwert ist nicht erst seit Corona häufiger eine Belastung als eine Bereicherung der familiären Strukturen. Ihre Hospitalisierung ist schier gleichgültig, und ob sie in zwei Jahren drei- oder siebenmal eingeliefert werden, ist schlicht uninteressant: Ihre prophylaktische Behandlung ist so schlecht vergütet, dass sich weder Hausarzt noch der niedergelassene Orthopäde um diese Patienten bemühen. Und so verkümmern und vegetieren sie still in einem Bermuda-Dreieck aus krankenhäuslicher und niedergelassener Gleichgültigkeit, abgeschmeckt vor dem Hintergrund völlig unterbesetzter Pflegeheime mit massivem Personalmangel.

Während in den privaten Krankenhäusern ökonomisch gesehen kein Platz ist für diese Patienten, gibt es in den staatlichen Häusern häufig schlichtweg keinen Platz und/oder kein Personal, welches mit pflegeaufwendigen Patienten Zeit verbringen kann. Und so bringen es unser liebliches gewinnmaximiertes Gesundheitssystem und die folgende

Entmenschlichung der Medizin mit sich, dass eine 80-jährige verlebte alte Mutter einer blutjungen Beachvolleyballweltmeisterin spätestens eine Woche nach der OP entweder zu Hause oder im Heim die Koffer ausgepackt haben muss.

Familien kümmern sich selten, finanziell bedingt oder weil die alternde Mutter und der beginnend demente Vater eben doch sehr aufwendig sind. Altwerden ist schon ungern gesehen, sterben dann bitte weit weg, in Heim oder Klinik, hochsteril. Bloß nichts vom Tod in ein modernes kurzweiliges Leben rüberschwappen lassen.

Ist doch kein Beinbruch? Doch!

Passend zur demografischen Entwicklung, die in all dieser Diskussion belächelt wird wie ein nebensächliches dümmliches Detail, waren natürlich viele, gefühlt alle der gegenwärtigen Patienten, alt, steinalt und uralt, wie die Patientin in der kleinen Behandlungskabine vor mir: ein faltiges, freundlich lächelndes dürres Muttchen auf der feuerroten Notfallaufnahmetrage, daneben die offensichtlich maximal uninteressierte, dauergestresste Tochter. Oma war 83 Jahre alt, das solariumbeschädigte Töchterlein, welches offensichtlich einen schweren Dauer-Make-up-Unfall im Bereich der Augenbrauen erlitten hatte, auf dem Weg in die Notaufnahme, geschätzte 60.

»Na endlich kommt mal jemand!«, laut ausatmend und die Augen verdrehend.

Eine kurze Erläuterung: Zu diesem Zeitpunkt – hier um kurz vor 8.30 Uhr morgens – hat ein handelsüblicher Krankenhausarzt nicht selten schon von der Arbeitsdichte und den tatsächlichen Stunden her betrachtet die Hälfte eines vollschichtigen Tages abgearbeitet und hatte nicht etwa das zweite Kaviarfrühstück. Aber der maximal verwöhnte und bis Panama erwartungsvolle Gesundheitssystemnormalverbraucher wähnt sich nun mal in einem Land, in dem in den unzähligen hochkarätigen Kliniken Hunderte von gelangweilten Ärzten ihre Berge an Kohle mit Schubkarren rausschaffen.

Die alte Mutti war schon lange luxuslebenkonform artig in einem Pflegeheim untergebracht und wollte dort seit einigen Wochen schon nicht mehr richtig auf die Beine gestellt werden. Ja, also vielleicht war sie da auch mal aus dem Bett gefallen oder hatte sich »verlegen«. »Die wirren Alten eben, da weiß man ja nie, was die so nachts treiben«, blies die Tochter in den Raum, sichtlich genervt von allem. Wahrscheinlich war das Flugticket von der abgehalfterten Triple-divorced-Barbie auf die Seychellen schon gebucht, als die Mutter im Pflegeheim plötzlich schlechter oder eigentlich gar nicht mehr aufstehen und laufen wollte. Bei viel zu wenig Personal war die überforderte Pflegekraft mit der an diesem Morgen besonders »störrischen Alten« nicht zurechtgekommen und hatte sie mit »Schwung« in den Rollstuhl gehievt. Es hatte Knack gemacht, und danach hatte der Fuß so seltsam nach außen geschaut, man konnte ihn in dem Pantoffel aber wieder geraderücken. Seltsam, dass die Alte an diesem und den folgenden Tagen immer unkooperativer beim Transfer ins Bett und der Körperpflege wurde.

Das Röntgenbild ließ wenig Raum für Spekulation: Nicht erst seit gestern war der Oberschenkel kniegelenksnah gebrochen, machen musste man trotzdem etwas. Zum

Beispiel eine schicke dicke Titanplatte, zum Beispiel morgen. Passte Barbie im übergroßen, schlecht gelifteten Hautkostüm natürlich überhaupt nicht in den Terminkalender. Aber wen interessierte es – mich jedenfalls nicht. Ich kaufte Mutti ein und schob sie für den nächsten Tag in ein hoffnungslos überfülltes Programm, in dem alles Vorrang zu haben schien bis auf die Notfälle.

Die Narkotisateure liefen auf Hochtouren bei ihrem nicht enden wollenden Vorerkrankungsregister. Unerträgliche Schmerzen sind auch mit Ü-80 nicht wirklich zu ertragen. Sie brauchte im Rahmen der Operationsvorbereitung unter anderem eine Untersuchung der elektrischen Herzfunktion, ein Elektrokardiogramm, kurz EKG. Ich stand neben ihr, als die Elektroden geklebt wurden für diese völlig schmerzlose Untersuchung, für die sie nichts tun musste, außer ruhig zu liegen. Sie war aber aufgrund der zehrenden letzten Wochen so sehr am Ende, nervlich wie körperlich, dass sie kaum ruhig liegen konnte. Ich gab ihr noch mehr Schmerzmittel über eine Infusion, sie starrte die ganze Zeit nur auf die Kabel, die über ihre verschwitzte Brust liefen wie hungrige Schlangen aus dreckigem Plastik. Ich lenkte sie ab und witzelte mit der Schwester, als ich sah, dass ihr still die Tränen aus dem Augenwinkel herabronnen. »Da muss man so alt werden, und dann muss man so Schmerzen haben …«

Das Morphin tat, wofür ich es in die Vene hatte laufen lassen. Es »ballerte«, wie die Schwester ihr liebevoll erklärte, als die alte Dame zum ersten Mal seit Wochen den Ganzkörperschmerz abebben spürte. Sie lächelte ein wenig. Ich auch.

Heilung!

Nebendran in der Kajüte ein Tumult, die Schwester kam kreischend herausgesprungen. Es lag nicht an der chronischen Unterbesetzung und war folglich kein Nervenzusammenbruch bei Überlastung. Vielmehr lag es an der Tatsache, dass sie zu spät realisiert hatte, aus welchem Pflegeheim das bemitleidenswerte alte Gerippe im erbärmlichen Zustand auf der Trage kam. Eines, das uns – einer seltsamen Routine gleich – immer Patienten mit Krätze schickte. Egal, wann sie zu uns kamen, alle hatten sie Krätze. Gut, es gab zugegebenermaßen keine Meldepflicht, aber immerhin doch eine Benachrichtigungspflicht vom Gesetzgeber her. Das schien aber keine Konsequenzen zu haben. Der Gedanke, quietschdement und am besten noch vierpunktfixiert, weil weglaufgefährdet, in einem krätzeverseuchten Bett zu liegen, hinterließ ein seltsames Jucken unter der Haut. Notstand in der Pflege, ein Thema für sich.

Einige Tage nach der gut überstandenen Operation hatte die Patientin die Rückfahrkarte aus dem Reich der Zombies gelöst, und ich traf sie vor der Röntgenabteilung in einem Rollstuhl sitzend, auf eine Röntgenuntersuchung wartend an. Sie hob die Hand, als ich den Flur entlang in ihre Richtung lief, und machte eine Geste, die mir zu verstehen gab, dass sie mir etwas zu sagen hatte.

»Na, blutjung und propper, bereit für den 100-Meter-Hürdenlauf?«, fragte ich. Sie lachte und winkte ab. Dann sagte sie mit sehr ernster Stimme: »Frau Doktor, ich muss Sie um etwas bitten, es ist mir sehr unangenehm … Aber könnte ich noch mal so ein EKG haben? Das hat mir so gutgetan. Ich weiß, die Kasse zahlt das sicher nicht, ich hatte ja erst vor der Operation eins. Aber seitdem geht es mir jeden Tag besser. Bitte! Ich zahle das auch selber.«

Ich war so angefasst, und um nicht vor der Radiologie wie ein angeschossener Straßenhund vor Rührung jaulen zu müssen, sagte ich schnell: »Na, ich schau mal, was sich machen lässt.«

Ich besprach es mit den Schwestern aus der Ambulanz, die bei der Arbeitsbelastung reichlich wenig Böcke hatten, auch noch schwachsinnige Altenbespaßungen durchzuführen, aber es gab da ein paar Pflegeschüler, die ich schnell mit einer Entlohnung in Naturalien (»Vielleicht 'n Sixer Bier und 'n paar schlimme Gummitierchen?«) dafür verhaften konnte. Ich erklärte ihnen, dass es völlig egal sei, ob die Elektroden zu 100 Prozent richtig geklebt waren, auf dem Millimeterpapier die Aktionen eines menschlichen Herzens oder die Aufzeichnungen eines Seismografen vor der Küste Japans herauskamen – sie sollten sich nur währenddessen mit ihr unterhalten, nett, aber mit einer notwendigen Ernsthaftigkeit. Und so ließ ich sie für die Dauer ihres gesamten Aufenthalts jeden Tag zum EKG runterbringen. Während ich anfänglich sehr selbstkritisch und fast paranoid überlegte, dieses Schamanentum abzubrechen, sah ich, dass sie die glücklichste Patientin ever war.

Heilung hat nicht zwangsläufig immer etwas mit dem Reinschneiden in Menschen oder dem Andocken von Wirkstoffen an ihre Zellrezeptoren zu tun – sondern vielmehr mit dem Gespür für das Bedürfnis eines kranken Menschen, Empathie und dem sehr subtilen Vermitteln von berechtigter Hoffnung. All diese Dinge stehen nicht im Vergütungskatalog und sind deswegen in der Krankenhauswelt leider völlig unangebracht. Dieser Katalog entlohnt nämlich nicht die sinnvollste Therapie unter Betrachtung individueller Aspekte wie Vorerkrankungen, Lebenserwartung oder Wunsch der Patienten. Hinsichtlich einer derartigen, wünschenswerten, weil sinnvollen Medizin befinden wir uns aktuell in einer sehr finsteren und langen Nacht.

DNR

Eine schlechte Nacht hatte auch ein 85-jähriger Patient, den ich in den fortgeschrittenen Abendstunden eines Diensts aufnahm, der plötzlich zu Hause weder Arme noch Beine bewegen konnte, in Begleitung seiner Ehefrau mit den Rettungsschleppern aus der Wohnung gekratzt und lieblos bei uns abgeworfen wurde.

Er war nicht gestürzt, von jetzt auf gleich sei eine Schwäche, dann eine völlige Lähmung von den Schultern abwärts eingetreten. Es wurde ein zentrales im Gehirn lokalisiertes Problem mittels Bildgebung des Schädels ausgeschlossen. Auf den Aufnahmen der mitabgebildeten Halswirbelsäule sah man ominöse Gewebsmassen in den Rückenmarkskanal hineinwuchern. Ich fragte ihn, ob er jemals eine bösartige Erkrankung hatte. Ja, Prostatakrebs, vor zwei Jahren. Bei den letzten Kontrollen war ein Wert hoch, da hätte er am nächsten Montag noch mal zum Urologen gesollt.

Die gefürchtete Wirbelkörpermetastase des Prostatakrebses, diesmal leider sehr weit oben in der Wirbelsäule: riesige Tumormassen, Operation mit großen Risiken und wenig Aussicht auf Rückgang der Lähmung. Atmen konnte er bei Aufnahme noch selbst – das war vor drei Tagen. Jetzt stand ich vor seiner Box auf der Intensivstation. Das Neonlicht surrte.

Die Blutdruckmanschette an seinem Arm pumpte sich knurrend auf und ab, die bunten Kurven auf den Monitoren und der Ausdruck der letzten Blutgasanalyse vor mir auf der kleinen Schreibfläche zeigten, dass er es gerade noch so leidlich schaffte, allein zu atmen. Die Nervenfasern kamen so gut durch das Tumordickicht an das Erfolgsorgan Zwerchfell wie ein McDonald's-Menü in ein dummgehungertes Modell – gar nicht. Besser würde es sicher nicht mehr werden. Er konnte nicht operiert werden. Er konnte nur noch sterben, die Frage war wie.

Der Kollege der Nachtschicht auf der Intensiv berichtete mir mit leiser Stimme auf dem Flur vor seiner Box, dass die Angehörigen das volle Programm wünschten: Luftröhrenschnitt, Beatmung durch Maschine, Wiederbelebung bei Herz-Kreislauf-Stillstand. Döner scharf mit alles und extra Swwibbel. Am liebsten hätten sie ihn sofort operiert gewusst. Aber so gern sich Chirurgenaugen im Skalpell spiegeln sehen, eine Operation wäre ein sicheres Todesurteil, nicht vertretbar. Dafür aber eben alles andere, was die Medizin zu bieten hatte. Zum Glück war keine Betreuung eingerichtet worden, er durfte immer noch selbst entscheiden. Wenn er das konnte, mit gelähmten Armen und Beinen.

Ich ging leise in die Box, er hatte die Augen geschlossen. Als ich an seinem Bett stand, öffnete er die Augen. Er erkannte mich. Ich hatte ihm bei der Aufnahme erklärt, was die gemachten Bilder bedeuten und was auf ihn zukommen würde. Seine Stimme war nur noch ein Flüstern. Dennoch hörte ich ihn klar sagen: »Danke, dass Sie mir von Anfang an die Wahrheit gesagt haben.«

Ich nickte leise und stellte mich so neben das Bett, dass er mich gut sehen konnte aus seinen schwachen Augen. Es kostete ihn viel Kraft zu sprechen, dennoch formulierte er klar und unmissverständlich: »Helfen Sie mir bitte beim Sterben.«

»Das kann ich nicht. Nicht so, wie Sie sich das wünschen.«

»Meine Familie versteht es nicht. Die wollen, dass die Ärzte alles machen.«

Er atmete schwer, als bäumte er sich ein letztes Mal auf. Mein Blick fiel auf die abwaschbare Wand seiner Box. Wie in jeder Box auf der Intensiv hingen binnen weniger Tage ausgedruckte Fotos von den Angehörigen, den Liebsten, selbstgemalte Bilder mit »Gute-Besserung«-Schriftzügen, mit den obligatorischen zehn Rechtschreibfehlern pro Zeile an der Wand. Gern auch Fotos vom liebsten Hund oder einer sehr dicken zufriedenen Sofakissen-Katze oder Gartenteich-Koi, was auch immer. Es erinnerte manchmal an einen Schrein, auch wenn sicher nicht beabsichtigt.

»Kom pald nach hasu opa!«, stand in großen Wachsmallettern da. Opa kam sicher nicht mehr nach Hause. Wenn Gott uns liebt, lässt er uns als Kinder sterben, ging mir durch den Kopf, warum auch immer mir das in dem Moment einfiel. Kinder – ihre Lebensplanung ging nicht über das Eis am Nachmittag hinaus. Gut so. Nein, als Kind sterben klang irgendwie nicht reizvoll. Aber mit 85 durfte man dann doch mal an irgendwas sterben.

Ich wand mich zu ihm. Ich erklärte ihm, dass er früher oder später keine Kraft mehr haben werde zu atmen. Dann müsste man ihn an eine Maschine anschließen, die seine Lungen volumen- und druckkontrolliert blähen und ihn beatmen würde. Er schüttelte den Kopf. Die Alternative war, vorher zu sterben. Er schloss und öffnete langsam die Augen, sein Blick glitt kurz an die Decke der Box, dann zu mir zurück. Sobald ihn die Kraft verlassen würde, würde sein Blut nicht mehr ausreichend mit Sauerstoff angereichert werden und sich Kohlendioxid anreichern. Bis zum gewissen Grade ist das benebelnd, dann aber sehr beängstigend, Panik auslösend. Man erstickt bei lebendigem Leib, leider sehr langsam. Letzteres sagte ich nicht. Stattdessen, dass man diese letzte Phase der Angst mit Morphin sehr gut bewältigen könne. Es wirke sehr zuverlässig, nehme einem den Atemantrieb, löse die Angst auf, und führe rasch zum Atemstillstand. Man könne das Morphin kontinuierlich über einen Perfusor verabreichen, sodass er nicht Sorge haben müsse, dass es aus wäre, bevor er tot sei.

»Und dann?«, flüsterte er.

»Dann, dann haben Sie es geschafft.«

Stille in der Box, das Surren der Manschette. Ich überflog die Monitore. Wenn ich noch länger geredet hätte, hätte es vermutlich denselben Effekt gehabt, na ja, nicht ganz. Lange würde es nicht mehr gehen.

»Und meine Frau könnte das nicht verhindern oder abschalten?«

»Nein, das können Sie selbst bestimmen.«

Sein Blick löste sich. Irgendwie entspannte er sich, lächelte er sogar? »Na, das ist doch mal eine gute Nachricht heute.« Er versuchte zu husten, bekam aber keinen Hustenstoß zusammen. Am eigenen Schleim ersticken wäre vermutlich nicht sehr angenehm.

»Wollen Sie noch mal mit Ihrer Familie darüber sprechen?«

Es dauerte lange, bis er antwortete: »Nein. Sterben muss ich für mich allein. Lieber jetzt als morgen.«

Seine Klarheit überraschte mich. Bei der Aufnahme wenige Tage zuvor, hoch anklagend, maximal verunsichert, sich an alles klammernd – und jetzt derart mit sich im Reinen.

Ich verließ die Box, besprach mich mit dem zuständigen Kollegen der Intensiv, Prinzessin genannt, weil ihm oder eben ihr alles zu schwer, alles zu aufwendig, alles immer ungelegen kam. Kein Döner scharf mit alles, sondern Perfusor, lieber jetzt als nachher. Sah die Prinzessin auch so, fragte nur hektisch, ob ich das auch ja alles so dokumentiert habe – Dokumentation über alles.

Schrieb in großen Lettern »DNR« in seine Kurve – »DO NOT REANIMATE«. Die goldenen drei Worte, zu Deutsch: »Ich will keine Topfpflanze werden. Lasst mich in Würde sterben.«

Lief leise über den Intensivflur, zum Surren und Piepen der Monitore. Box 5 nebendran hatte leider die falschen drei Worte gesagt, vermutlich: »JA, ICH WILL!« Und jetzt hockte ein fleischgewordenes persönliches Unglück in Form einer völlig uneinsichtigen Ehefrau am Bett von Box 5, während sich darin die Reste eines Menschen befanden, der seine irdische Zeit verfrüht durch einen Bolzenschuss in die Murmel beenden wollte. Viel vom Frontalhirn weggerissen, eiterte der Rest seines Gehirns vor sich hin, tief komatös bekam er hoffentlich das vorwurfsvolle Geschluchze seiner mit Dauer-Make-up angemalten Ehefrau nicht mit, deren blutrote Kunstkrallen sich in die Wechseldruckmatratze bohrten. Mit wenig Glück konnte er das alles überleben, nur um – dann nahezu permanent untenherum entblößend und onanierend im stets verrutschten Nachthemd Obszönitäten von sich gebend und willenlos in die Ecke urinierend – seine Angehörigen und vor allem seine sicher zutiefst dankbare Ehefrau damit zu erfreuen. Als rudimentärste Triebe auf zwei Beinen, ficken, fressen, schlafen mit Nachthemd und Körpertemperatur sozusagen. Mit etwas mehr Glück konnte er ... einfach sterben.

Ich hätte auch gern mal was gegessen oder wenigstens getrunken. Pinkeln war ich schon ewig nicht mehr, wenn oben nichts reinlief, brauchte man das eh nicht. Mein Shirt klebte am Rücken, unter dem Shirt der bekannte Polyester-Iltis: Geruchsrelief eines langen Tages unterstützt durch Vollpolyesterklinikkleidung. Zeit für ein neues Shirt vielleicht?

In Box 5 piepte der Alarm. Box 5 hatte sich offensichtlich die Nachthemdnummer überlegt, wohl eher doch nicht. Prinzessin rannte aufgeregt an mir vorbei. Natürlich wollte das rote Krallenweib, dass alles gemacht würde. Also drückte die Prinzessin mit ihrer ganzen Mannschaft auf Box 5 rum. Bis aus dem Verband über dem entfernten Schädelknochen und dem darunterliegenden entzündeten Hirn eben dieses in kleinen schwammigen grauen Brocken hervorgeronnen kam, um schmierig die Stirn hinabzurutschen und von den Augenbrauen aufgefangen zu werden. Ob das wohl bedeutet, jemanden um den Verstand zu bringen? Prinzessin kämpfte unterdessen weiter, vermutlich würde es auch hier keine Siegerehrung geben.

Propofol marsch!

Ich wollte die Szenerie verlassen und freundlicherweise meinen Iltis mitnehmen, als ich im dunklen Büro der Intensiv den jungen Kollegen kauern sah. Er saß am Tisch, rührte sich nicht. Einen Moment dachte ich, er sei im Sitzen eingeschlafen, als ich ihn sagen hörte: »Propofol marsch!«

»Ist alles im Lot, Digger?«, scherzte ich, ein Insider aus dem, was wir zusammen einige Tage zuvor im Saal gemeinsam erlebt hatten. Er sah mich an, und ich bemerkte, wie weit weg und entwurzelt er schien, als sei etwas in ihm vom rechten Platz entrückt. Er erzählte mir fast stimmlos – irgendwie kam es wie ein einziger langgezogener Seufzer über seine Lippen –, dass er vom OP-Koordinator die letzten Tage immer wieder gerügt wurde ob des späten OP-Beginns, warum er den Patienten immer erst so spät in Narkose legen würde und so weiter. Es fehlte ihm schlichtweg an Erfahrung – seltsam bei einem Berufsanfänger –, und durch den Wegfall der Kompetenz erfahrener Kollegen war er schlichtweg überfordert und brauchte einfach länger. Nach dutzendfacher Ermahnungen, er sei zu langsam, hatte er tags zuvor dann einfach mal Gas gegeben, im eindeutig doppeldeutigen Sinne. Und hatte pünktlich um 7.40 Uhr das Propofol, auch »Michael-Jackson-Milch« genannt, in den Patienten laufen lassen.

Mit chronischer Unterbesetzung bei Personalmangel war dummerweise an dem Morgen auch noch der erfahrene Anästhesiepfleger in den Nachbarsaal gesprungen, da nur drei Pflegekräfte für sieben Säle und einen Aufwachraum vorhanden waren. Ein bekanntes Problem, belächelt und verharmlost.[17] Erschwerend kam hinzu: Er hatte sich nicht selber die Zeit nehmen können, ein letztes Mal in die Akte zu schauen. Darin hätte er gelesen, dass der Patient auf Propofol allergisch reagierte – und erwartungsgemäß nach dessen Applikation mit dem Kreislauf zusammenbrach. Bei nicht wenigen Vorerkrankungen und einem ohnehin schwachen Herzen war der Patient jetzt mehr schlecht als recht in seinen letzten Zügen in der Box nebendran.

Ich schluckte. Okay, ich sah es ein, nicht nur mein Tag war beschissen.

Quo vadis, und vor allem mit wem? Von Perlhühnern, Dandys und keinem Nachwuchs

Die traditionelle Hierarchie in der Chirurgie fußte auf der Tatsache, dass Erfahrung und Verantwortung sich parallel ins schwer Begreifliche exponenzierten. Generation Alpha Lauch und Smombie hatten da ein sehr geringes Pack an, einer von vielen Gründen für das resultierende beginnende Artensterben der Chirurgie. Ist man ehrlich, betrifft das Artensterben natürlich nicht nur die schneidende Zunft. Der moderne Arzt benötigt eine nicht enden wollende Empathie gepaart mit einer übermenschlichen Frustrationstoleranz und der Bereitschaft, 200 Prozent zu leisten, um dafür keinerlei Wertschätzung zu bekommen. Völlig unverständlicherweise finden sich derartige Charaktere nicht in Unmengen.

Null Interesse

Besonders einschneidend, jedoch unblutig, wurde mir dies bei einem schlechten Date bewusst – bei einem Date mit Generation Y und dem Unterricht am und mit dem Studenten an sich. Dessen Arbeitseinstellung und Erwartung bezüglich Entlohnung hatte sich prinzipiell geändert, Bringschuld wurde belächelt, Altruismus musste erst gegoogelt werden, und der Plan war eine unfassbar ausgeglichene Work-Life-Balance – oder eher Life-Life-Work-Balance – mit zeitgleich exquisiter Ausbildung. Ein wenig mehr von dieser Attitüde hätte natürlich auch in der Vergangenheit der Medizin nicht gänzlich geschadet. So war das dreibeinige Pferd Chirurgie leider mittlerweile totgeritten, und nun schauten alle verzweifelt nach entspanntem Personal, welches weiter wie bekloppt Dienste schrubben würde, kostenneutral, am besten wieder 36 Stunden am Stück.

Ich ließ an diesem Tag mit sehr schlechtem Gewissen meinen jungen Facharzt im OP allein – prinzipiell war er der Operation gewachsen und nicht die untalentierteste Zebramanguste der schneidenden Zunft in dieser Hemisphäre. Aber eine ruhige oberärztliche Hand könnte sicher vermeiden helfen, dass sich seine Magensäure durch die Magenwand fressen oder er sich nachts die Backenzähne zermalmen würde.

In weißer, strahlender Klinikhose frisch aus dem Wäschespind und neuem Klinikpolo mit Corporate-Identity-Logo auf der linken Brust, wartete ich an jenem Tag am Treffpunkt vor dem großen Seminarraum, um meine Gruppe abzuholen. Mein Blick fiel auf meine Sneaker. Die hatten prinzipiell eine abwaschbare Oberfläche – hätte ich natürlich auch mal machen können. Bei näherem Betrachten wären die Weinfestresiduen der Schockräume der vergangenen Tage, Kotze und/oder Hirnmasse in wechselnder Mischung sicher noch nachweisbar. Ich fragte mich, welcher Typ Mensch man sein musste, um diesen Job zu wollen.

Ich hatte auf den Altherrenschwarzwaldklinikarztkittel verzichtet, wollte die Kleinen nicht verschrecken. Die Gruppe trottete raus, die Hälfte ging den Kaffee an die frische Luft setzen und war erst mal weg, der Rest war sichtlich genervt, anwesend sein zu müssen. Ich sammelte meine Lämmer ein und erläuterte ihnen beim raschen Schritt durchs Haus den Plan von heute: erst Bedside-Teaching, dann Fallbeispiele, und zwar nicht als Frontalunterricht. Wir waren außerdem mit dem Notfallfunk verbunden, das hieß: Wenn die Action ins Haus gefahren oder geflogen käme, wären wir vor Ort live dabei und würden den Patienten im Schockraum in Empfang nehmen können …

Ich wollte fortfahren, drehte mich um: Lämmer konnten eben noch nicht so schnell laufen, zwei hatten es geschafft und standen schwer atmend neben mir. Der Rest am Horizont des Flurs, mit dem Smartphone in der Hand kurz vor dem Verrecken ein Emoji wegschickend, Augen rollend. Kleiner Hinweis, wir waren hier nicht in der Dermatologie, da war es übrigens keinesfalls besser, man musste nur mehr Blumenkohlgewächse zwischen Oberschenkeln sehen: Morbus Buschke-Löwenstein, wer will, kann Bilder recherchieren – was nicht vor dem Essen empfohlen wird. Nein, ich wusste nicht, wann es Mittagessen gab, hatte ich selber nämlich nicht gehabt in den letzten zehn Jahren. Und ja, ihr hättet eure Arztkittel zum Unterricht am Patienten mitbringen können.

War ich auch mal so ein Kleinkind und hatte meine Dozenten mit großen traurigen Bambiaugen angeschaut? Oder hatte ich mir angemaßt, mit Perlohrringen an meinen Öhrchen – daher Perlhuhn genannt, nicht verwechseln mit Guinea volucri – und der Louis-Vuitton-Tasche über der Schulter abfällig zu schauen, wenn ich gefragt wurde, ob ich die Kopfplatzwunde bei dem 50-Jährigen nähen mochte, der auf der Notfalltrage liegend mit dem Loch auf seinem Kopf alles vollblutete, nachdem er zu Hause im Garten mal schauen wollte, was der geliebte Apfelbaum denn so trieb? Vermutlich nicht.

Sich quälen und Non-Komfortzonen aushalten zu können, ist keine Kernkompetenz der aktuellen Generation. Ich meine hiermit ausdrücklich nicht die gegen sämtliche Arbeitszeitgesetze verstoßende Ausbeutung von Arbeitnehmern, die des Gesundheitswesens eingeschlossen. Sondern das Durchschreiten eines Tals der Tränen, um schlussendlich eine bestenfalls überragende Ausbildung zu erhalten und um sehr gute Leistungen abzuliefern.

Chirurgie ist hierfür ein sehr gutes Beispiel. Sie wird im OP-Saal gelernt, aber niemals planbar zur Hauptarbeitszeit, eher mitten in der Nacht oder am Wochenende und besonders dann, wenn man leider schon völlig ausgelaugt ist. Da sich an dem Wesen des Fachs nichts ändern lassen wird, müssen wir besonders hart daran arbeiten, die Rahmenbedingungen, soweit irgend möglich, zu optimieren. Mir ist ein langes Durchhalten und eine fordernde Haltung an meine eigene Leistung nie schwergefallen. Ich war – und bin es immer noch – mir selbst der härteste Kritiker. Ich finde die Worte eines sehr begabten chirurgischen Kollegen an dieser Stelle sehr passend: »Wir sind alle nur so gut, wie unsere letzte Operation.« Leider hat er, weil er die schlechten Rahmenbedingungen nicht mehr bereit war mit seiner eigenen Lebensenergie zu kompensieren, seine chirurgische Karriere an den Nagel gehängt – ein sehr großer Verlust.

Wenn ich ehrlich nach einer zu mir passenden Berufsalternative suchen müsste, wäre das, neben dem großen Feld der künstlerischen Betätigung, bestenfalls noch ein zerlumptes Dasein als Kriegsreporter. Ich kann mit wenig Schlaf, Unberechenbarkeit, Unplanbarkeit, schlechtem oder gar keinem Essen, kurzum mit widrigen Umständen, klarkommen, da ich zäh sein kann, aber nicht muss. Eine Berufung von der ersten Sekunde an war mein Werdegang erst durch das Medizinstudium, dann durch die Unfallchirurgie sicher nicht – es war mehr eine Fügung von charakterlichen Eigenschaften und der Freude an einer handwerklichen Tätigkeit, was die Unfallchirurgie unbestreitbar vor allem anderen ist. Ich kann mich sehr gut quälen, die Herausforderung und somit die Kehrseite dieser Superkraft ist es aber zu realisieren, wann die Qual in einem bleibenden Schaden münden könnte, und das gilt es unbedingt zu verhindern. Es gelingt mir nicht immer.

Hier nun schauten mich stumm die Lämmchen an. Auch beim anschließenden Bedside-Teaching mussten die Grundregeln der zwischenmenschlichen Kommunikation erst erlernt werden. Klang verwirrend, aber auch einem Patienten durfte man die Hand geben – vor COVID-Zeiten versteht sich. Die Lämmchen starrten. »Warum wäret ihr allesamt durch das Staatsexamen gerasselt, wenn ihr so, wie gerade eben zelebriert, das Patientenzimmer betreten und euch dem Patienten genähert hättet? Irgendeine Idee?«

Starrende Lämmchen und Perlhühner à la Vuitton. »Weil sich niemand die Hände desinfiziert hat. Niemand.« Die männlichen Perlhühner, Dandys, schauten auf ihre Lacoste-Schühchen.

»Die Infektionsquelle Nummer eins bleibt die Hand des Arztes.« Zirpen von Grillen, Starren von Lämmchen, Gurren von Perlhühnern, verschwindend geringes Interesse an grundlegenden Prinzipien. Bei Facebook gibt es schließlich nur Like und Dislike, aber kein Steril.

Ich fragte später vor der Tür des Patientenzimmers, wer denn Interesse an einem schneidenden Fach habe. Ratlose Blicke. Wer sich denn nachher mal in der Chirurgie umsehen wolle. Niemand meldete sich. Jetzt könnte man meinen, ich sei erleichtert, weil bei so wenig Interesse daraus auch nichts werden könne. Ich war es nicht: Chirurgen würden aussterben, das war das sich stets wiederholende Fazit meines Studentenunterrichts, nicht erst in diesem Jahr.

Ich konnte – nicht wollte – meine Mutter noch operieren, wenn es mal sein sollte. Wer operierte meine Kinder? Es gab auch Ausnahmen: helle, vorbereitete Studenten, die einem jedes Wort von den Lippen ablasen, alles mitschrieben, sich nach dem Unterricht artig bedankten. Und später in ein völlig klinikfernes Fach wechselten und sicher keine Chirurgen werden wollten. Die Erfahrung zeigte auch bei den Topmotiviertesten gravierenden Desillusionsverschleiß nach wenigen Monaten und ein Abdriften auf außerklinische Pfade. Der Klinikarzt ist schon ein selten dämliches Exemplar, das musste man nicht freiwillig werden wollen, verständlich.

Körperpflege

Ich entließ die Gruppe – ohne jemanden zu töten – zum Mittagstisch, an dem ich selbst nie saß, und machte mich auf, um in der Notfallambulanz unsere Studenten im Praktischen Jahr, kurz PJ, am Ende ihres Studiums und vor dem

Start ins echte Arztleben in die Spur zu bringen. Es blieb keine Zeit für berufspolitische Nostalgie. Ich suchte einen schlimmen, bislang therapieresistenten Fall an PJine: Konnte alles (woher?), wusste alles (woher?), leider zwei linke Tussenhände, arrogant bis Bagdad, mit Bediensteten geboren worden. Ich hingegen hatte mir am Ende des Bafögs, wenn noch viel Monat übrig war, gern mal zu Forschungszwecken Knochenmark rausstanzen lassen aus dem Beckenkamm, für Bares auf die Kralle und was zu Futtern im Kühlschrank. Kurzum: Es prallten Welten aufeinander.

Ich öffnete die Tür zum Behandlungsraum zwei in der Notfallambulanz. Was hatte sich Püppi bloß dabei gedacht? Sie stand vor dem Spiegel neben der Tür und schmierte sich dick die gespitzten Lippen mit Creme aus dem Töpfchen auf der schmalen Ablage vor dem Spiegel ein. Sah aus wie Vaseline, fast. Roch wie Vaseline, fast.

»Was denn? Darf eine Frau sich nicht um ihr Äußeres kümmern bei euch?«

Das Urgestein der Ambulanzpflege, die ungeküsste Rot-Kreuz-Schwester, die halb mit dem Rücken zur Szenerie sich auf die Unterlippe beißend eine Wundversorgung herrichtete: »Also auf ein gepflegtes Äußeres wird hier sehr viel Wert gelegt. Du weißt schon, dass das Töpfchen vor dem Spiegel das Cheftöpfchen ist? Daraus nimmt der Chef immer für die rektalen Untersuchungen.«

Püppi wechselte die Farbe, erstarrte mit gespitzten und fast zur Vollendung gepflegten Lippen.

»Und übrigens: Er greift immer noch mal nach. Und nein, das Töpfchen wird nicht gewechselt. Schließlich ist Scheiße bei jedem Scheiße, und sterile Scheiße hat kein Mensch.«

Drückte auf Türschließer, Tür glitt langsam zu, ich winkte einer entsetzten Püppi. Das also war natürliche Auslese. Das Urgestein kam herausgesprungen, nahezu apnoisch vor Lachen. Durch die kurz offen stehende Tür sah ich Püppi, wie sie sich den Mund, das ganze Gesicht erst mit Einmalhandtüchern abwischte, dann den Schritt der Seifenwaschung überging und direkt unter enthusiastischen, leider nutzlosen Rubbelbewegungen die Lippen mit Unmengen an aggressivem Handdesinfektionsmittel abschrubbte. So manche raue Händehaut hielt dem Zeug nicht stand, besinnungslos gerubbelte Lippen sicher nicht.

Konnte das Elend nicht bis zum Schlussakt verfolgen, musste weiter, ließ die Oberin wieder spontan atmend zu sich kommend zurück. Es beschlich mich das Gefühl, dass Püppi morgen vielleicht die hiesigen heiligen Hallen nicht mehr beehren würde.

Meerschweinchen

Eine Klinik ist ein fast geschlossenes Ökosystem. In einem Ökosystem hat alles seine Aufgabe, Funktion und vor allem einen eigenen Namen. Folgerichtig hat fast jedes Lebewesen in diesem System einen offiziellen und einen systemgegebenen Namen, je nach Einsatzort, Qualifikation, Charakterstärken und -schwächen sowie über- oder unterirdisch glorreicher zurückliegenden Heldentaten. Wenn man zum Beispiel bei jeglichem externen Reiz mit akuter Dekompensation reagierte, wenn man acht von zwei Lichtern anhatte, bevor der Kollege überhaupt Luft geholt hatte, um eine Frage zu stellen, wenn man ein leider uneinsichtiges Burn-out auf zwei Beinen war, würde man vermutlich nicht als Hulk ins Rennen gehen.

Modell Atonis beispielsweise – kein auftrainierter Muskel, sondern doppeltes Körpersollgewicht, nicht in der Lage, drei Sekunden am Stück im OP die in die Hand gedrückten Instrumente in Position zu halten – war zum Glück auf dem schnellsten Weg zur Habilitation an klinischer Ausbildung vorbei. Als sich vergleichbares Modell auf dem Flur an mir vorbeischob, musste ich beiläufig an die Worte einer hochgeschätzten, wenn auch schon leider sehr ergrauten Eminenz denken: »Ein guter Chirurg muss drei Fähigkeiten haben – Luchsaugen, Jungfernhände und das Herz eines Löwen.« Seltsam, von Hühnern, Lämmern und Vetternwirtschaftshabilitationen war keine Rede.

»Ein guter gewissenhafter Chirurg war sein Gewicht in Gold wert«, hatte Eminenz noch gewusst. Auf Bäumen wachsen die allerdings nicht. Aber in einer Holding-Welt der modernen Krankenhäuser werden Human Resources nur als Belastung, nicht aber als entscheidende Zukunftsinvestition gesehen. Es ist ganz simpel und die Krankheit schnell beschrieben: Wenn man die guten Ärzte ärgert, gehen sie aus Gewissensgründen. Wenn man die schlechten Ärzte ärgert, kichern diese und stellen noch mehr grottenschlechte Indikationen, um ihre Inkompetenz mit Geldgier wettzumachen.

Während meine Gedanken weit wegglitten – zu einem Surfcafé auf Réunion oder zu einem Wildfleischburgerladen –, näherte sich ein Assistent, der auf der für ihn leider gerade sehr rauen See des Krankenhausalltags orientierungslos dahinruderte: ein kollegoider Fall mit überschaubarer Persönlichkeitstiefe und charakteristischem Klageruf wie

Chewbacca, der sich mit aller Kraft am Klemmbrett festhielt und der etwas flüsterfuchste. Mit etwas mehr Aufmerksamkeit wäre ich hinter den Grund für Chewbaccas Missstimmung gekommen: Er war an die Kandare genommen worden für eine lückenhafte Aufklärung. Er hätte einen Patienten für eine Schnickschnackstudie einschließen sollen, Ansage von oben. Aber Chewbacca hatte korrekterweise bemerkt, dass dessen Verletzungsmuster nicht die Einschlusskriterien erfüllte. Dennoch hatte man ihm unmissverständlich zu verstehen gegeben, dass er zugunsten der Fallzahlen gegenüber anderen Zentren plus der Vergütung für jeden einzelnen Patienten auf diese kleinliche Kriterienreiterei scheißen und den Patienten bitteschön einschließen solle. In diesem Falle bedeutete das für den Patienten: eine völlig unsinnige Operation mehr.

Das Meerschweinchentheorem: eine großartige bahnbrechende Studie, wofür auch immer, und eine miese Patientenversorgung.

Kajütentennis

Ich holte die mittlerweile frisch gestopften Studentenhasen vom Klinikkasino ab, wo sie sich an Amsel mit Handgranate gestärkt hatten – wenig Essen mit vielen darmlähmenden Zusatzstoffen. Ich verteilte die Perlhühner und Lacoste-Schühchen gleichmäßig auf dem Schlachtfeld, es gab genügend aufmerksamkeitsbedürftige Behandlungsräume in der Notaufnahme. Die eine oder der andere sträubte sich wie die Katze vor dem Katzenkorb, was leider nichts half.

Kajüte 1: 80-Jährige, pflegebedürftig, ein Ganzkörper-kostüm aus alten und frischen Blutergüssen, seit Jahren von ihrem Alten regelmäßig misshandelt, jetzt mal wieder. Polizist vor der Tür erklärte dem offensichtlich tobenden Ehemann, dass er nicht auch nur einen Gedanken daran verschwenden sollte, einen Fuß in die Klinik zu setzen. Gab schon mehrere Anzeigen, hatte ihn bislang nicht abgehalten. Perlhuhn starrte das zitternde Häuflein Mensch auf der Trage vor sich an. Die faltigen trockenen Lippen der Alten bewegten sich, sie nestelte an der dünnen Decke vom Rettungsdienst. Der Blick müde, leer, resigniert.

Kajüte 2: 40 Jahre jung, maximal verwahrlost, seit zwanzig Jahren dem Hochprozentigen verschrieben, ganzkörpergeprellt nach hässlichem Sturz auf Treppe. Gefühl in den Beinen komisch. War es vorher schon, weil Nervenbahnen durch langjährige Flüssignahrung erfolgreich konserviert wurden. Dandy schien sich vorzustellen, wie die eigene dauerdepressive Mutter, von Beruf reiche Ehefrau, auch bald Kribbeln in den Beinen bekäme.

Kajüte 3: Wirklich kein Gefühl in den Beinen. Neunzehn Jahre jung, akute Lebensunlust, kurz mal an Sprung von Autobahnbrücke gedacht, beim Versuch, vom Brückengeländer zurückzuklettern, um dem Leben noch eine Chance zu geben und vielleicht die McDonald's-Gutscheine einzulösen, doch abgerutscht und sieben Meter tiefer auf dem Rücken gelandet. Querschnittiger ging es kaum, völlig zerrissenes Rückenmark. Perlhuhn Nummer zwei erstickte fast an ihrer eigenen sinnbefreiten Empathie.

Kajüte 4: Patient mit Ilizarov-Fixateur am Unterschenkel, einem Metallgestell, welches außen am Bein angebracht und am Knochen fixiert wird. Seit über einem Jahr zur Infektpseudarthrosen-Behandlung, einer Falschgelenkbildung bei chronischem Infekt des gebrochenen Knochens, konnte den Anblick des Gestells nicht mehr ertragen. Die Sanitäter brachten den selbst abgeflexten Unterschenkel in einer fast frischen Real-Tüte mit, Real – einmal hin, alles drin, vortrefflich. Viel konnte man da nicht mehr tun, der Schenkel landete in der Biomülltonne der Klinik, wo spekuliert wurde, dass nachts die katzengroßen Ratten durch Verzehr der im Gewebe verbliebenen Antibiotikaträger an ihrer eigenen Antibiotikaresistenz arbeiteten. Dandy Nummer zwei rannte wortlos aus der Kabine.

Too much life, please. Arzt ja, aber bitte ohne Faktor Mensch. Sauber, steril, nett, freundlich, stets hübsch. Schön im Numerus-clausus-Modus weiterhin zunfttreue, unkritische elitäre Ärzte auf die Menschheit loslassen, die nie auf die Idee kommen, die absurden Arbeitsbedingungen zu hinterfragen, solange sich mit Privatpatienten und Scharlatanerie doch so gut Geld machen lässt. Und schließlich hackt eine Krähe der anderen auch kein Auge aus.

Kajüte 5: Die am ganzen Körper krustig zugekotete, völlig durchgedrehte 47-jährige Patientin brüllte und biss, was in die Nähe kam. Drei Tage ohne Essen und Trinken, dafür mit gebrochenem Oberschenkel und in der eigenen Scheiße liegend, kein freundlicher Kurztrip an die Sonnenseite des Lebens.

Kajüte 6 mit einem verdächtig beweglichen Unterschenkelverband bei offener Wundbehandlung verschliss mir gleich Perlhuhn Nummer drei und vier. Beim Abnehmen des Verbands verließ das Muttertier fliegend die Mullbinden. Ein von arg wuseligen, weil vermutlich sehr hungrigen Maden vollends bedeckter Unterschenkel kam zum

Vorschein. Der Patient hatte Glück: Die kleinen Helferlein hatten sich fleißig am verwesenden Fleisch gelabt und ihm somit einen hässlichen Tod durch Sepsis erspart. Ich erkundigte mich unfassbar gelassen, ob er denn nicht bei diesen Temperaturen spätestens zweitägig zum Verbandswechsel beim Hausarzt erschienen sei. Doch, beteuerte er, mit seinem sehr schlichten Gemüt, wie ein Kind den Tränen nah. Der Hausarzt habe bloß hämisch gelacht und ihn weggeschickt. Mit dem Kommentar, er habe kein Budget für so viele aufwendige Verbandswechsel, einmal in der Woche sei völlig ausreichend. Das dachte sich die grün glänzende Fliege auch, die just in dem Moment von dem Haufen Hundescheiße auf dem Gehweg vor der Praxis hereinsurrte und damals zunächst auf der Tastatur im Behandlungszimmer gelandet war – um als Nächstes auf der Wunde meines Patienten zu landen und ihre kleinen Eierpakete zum Mitnehmen und Bebrüten unter dem Verband zu platzieren, mit oben beschriebenem Effekt.

Kajüte 7 gab ihren Inhalt leider auch ohne Weichzeichner fürs Leben wieder: Eine schwerstdelirante, aber stellenweise sehr freundlich zugewandte Mittfünfzigerin. Wie sie auf der Trage saß, mit dem skurril anmutenden, arg verformten Oberarmknochen, den sie sich vor drei Tagen im Suff zu Hause in tausend Einzelteile zerlegt hatte. Sie versuchte, sich milde lächelnd mit einem kleinen dreckigen Plastikkamm, bei dem – wie bei ihr selbst – nur noch drei Zähne zu finden waren, den ZVK, den zentralen Venenkatheter, aus der Halsvene zu kämmen. Wäre sie feinmotorisch begabter gewesen, hätte sie sich so erfolgreich schächten oder zeitnah die Grätsche machen können dank hässlicher Luftembolie. Das Zittern in der Hand sowie der gebrochene und somit stillgelegte andere Arm halfen ihr zu überleben. Dandy Nummer drei bemühte sich, dem Chefarztpapa, einem Dermatologen, alle Ehre zu machen, war nach der ersten Spielminute bereits im roten Drehzahlbereich, versuchte aber sehr tapfer, als Katzenkörbchen auf Rädern einen V8 zu imitieren, was ihm nicht recht gelingen wollte: Statt sattem Röhren und Blubbern kamen aber nur heiße Luft und dekompensiertes Pfeifen. Und einige hilflose Blicke zu mir.

Wofür die jungen Medizinpfadfinder ohne Seepferdchenabzeichen im Becken der zwischenmenschlichen nervtötenden Eigenschaften in der Kürze der Zeit kein wirkliches Gespür entwickeln konnten: die schier lachhafte Erwartungshaltung und das gänzlich amputierte Körpergefühl des durchschnittlichen Nofallambulanzheimsuchers. Keine Siegerehrung.

Als die letzten Highlights des Tages kamen, waren alle Hühner längst zurück zu Hause auf der Stange und alle Dandys im Schoß der Mutter.

Ich beendete den Tag mit einem Besuch bei den Welpen, also unseren Assistenzärzten, auf der Station, wo sich im Arztzimmer drei genervte und halb totgespielte Jungärzte um zwei PCs kloppten. Komisch, in der Verwaltung hatte jeder einen eigenen Computer, Klimaanlage im Zimmer und dreimal am Arbeitstag Zeit für Essen und zwölf Raucherpausen.

Abstiegskampf

Auf einem Stapel privater Klamotten lag die *FAZ*. Sicher fälschlicherweise dort abgelegt. Die Kollegen hatten hier nicht mal genug Zeit die Rückseite einer Milchpackung zu lesen, geschweige denn die Tageszeitung. Schallendes Gelächter bezüglich des Artikels, der infrage stellte, ob wir noch Champions League spielten.[18]

Erste Liga? Gehört sich das dort so, dass der Bock immer regelmäßiger zum Trainer gemacht wird: Von Arbeitsbedingungen und ökonomischem Druck gegängelt gehen letztlich die gut ausgebildeten Chirurgen in vermeintlich verheißungsvolle Praxen und schneiden als operative Glanzleistung Leberflecken raus. Die Zurückgebliebenen – im eindeutig doppeldeutigen Sinn –, die alleingelassenen und unerfahrenen Kollegen, werden aufgrund von enormem Zeitdruck und hoher Schlagzahl immer schlechter ausgebildet. Bei einer hässlichen pertrochantären Fraktur etwa, einem hüftgelenksnahen Bruch, der den ganzen Tag lang durchgereicht, aber nicht behandelt wurde – und plötzlich ist aus medizinischen oder mehr noch aus ökonomischen Gründen Eile geboten –, lässt sich der diensthabende Facharzt dann nachts das passende Youtube-Video bezüglich der Operationsmöglichkeiten auf seinem privaten Smartphone aufrufen und hangelt sich daran orientierend für alle Beteiligten qualvoll durch die OP.

So viele Jahre wurde mit immenser Verlässlichkeit in allen Organen der medizinischen Zunft die Ausbildung der Assistenzärzte bemängelt, die sinkenden Zahlen der Anfänger in den Sparten betrauert, und die hohe Frustration der Mitspieler ist schon so lange Zeugnis für schlichtweg schlechte Umstände. Erste Liga? Viele andere Länder spielen Champions League, wir hier schon sehr lange vielerorts Kreisliga mit Teams aus zweihundert verschiedenen Ländern, mit erheblich erschwerter Kommunikation und dafür zerlatschten Flipflops statt Stollenschuhen an den Füßen.

Würde man erwarten, dass deutsche Profifußballer mit Trikots aus der DRK-Kleiderspende und Youtube-Tutorials statt professionellem Training ins Spiel gehen? Warum müssen aber deutsche Ärzte genau das leisten? Warum scheint eine Verbesserung der Arbeitsbedingungen durch Reduktion der Dienstbelastung mittels Aufstocken der Personaldecke völlig unmöglich? Warum können nicht durch ein sinnvolles Vergütungssystem, welches nicht nur Operation, sondern auch Prävention lukrativ macht, die Patientenzahlen und infolgedessen die (operativen) Komplikationszahlen reduziert werden? Die Ansätze liegen klar auf der Hand, doch die Herangehensweise derer, die das System verändern können, zielt ganz klar auf eine Beschleunigung der Abwärtsspirale hinaus.

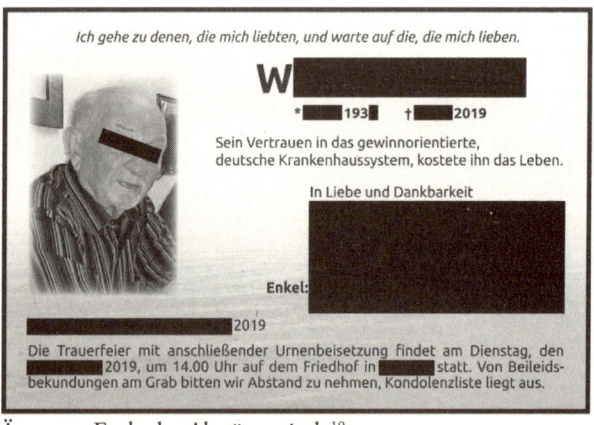

Ärzte am Ende der Abwärtsspirale[19]

Laienschauspieler gesucht: Dein Arzt, dein Schicksal

Stellen Sie sich vor, Sie müssten als Beifahrer in einem Auto Platz nehmen und dem Fahrer, einem blutigen Fahranfänger, der noch nie ein Automobil aus der Nähe gesehen hat, nur mit Ihren mündlichen Anweisungen das Fahren beibringen. Sie selbst hätten kein Gas- oder Bremspedal unter den Füßen und dürften auch nicht händisch eingreifen.

Zwei Dinge erschweren diese Situation entscheidend: Erstens haben Sie nur fünfzehn Minuten Zeit für die Strecke von 100 Kilometern, obwohl Ihr Fahrzeug niemals so schnell fahren kann. Zweitens, und das ist ausschlaggebend für die Tatsache, dass sich zeitnah nach dem Einsteigen in dieses Konstrukt Ihre nackten Eingeweide unter dem Sonnenlicht um eine dicke schmierige Lkw-Hinterachse wickeln werden, spricht Ihr Schüler einzig und allein einen sehr seltenen pakistanischen Hochgebirgsdialekt.

Wenn Sie jetzt denken, das sei ein Ding der Unmöglichkeit: Willkommen im Gesundheitssystem der Gegenwart! All jene Stimmen, die glauben, dass alles so weitergehen könne wie bisher, würden selbst niemals in dieses Auto einsteigen. Aber verlangen es tagtäglich von so vielen, die sich nicht mehr anders zu helfen wissen, als verschwitzt und keuchend in einem Wörterbuch Deutsch-Urdu-Dialekt zu blättern. Während der Fahrschüler das Gaspedal durchdrückt.

Guten Tag, Sie haben einen Arzt bestellt!

Patienten, die ihre Vorstellung eines Krankenhausalltags aus *In aller Freundschaft* oder *Schwarzwaldklinik* haben, sind selbstverständlich davon überzeugt, dass Arzt drin ist, wo Arzt dran steht. Aber einen weißen Kittel trägt auch der Koch. Was ich damit sagen will: Der eklatante Personalmangel in den Klinken hat zur Folge, dass sich diese von der Existenz bedrohten Häuser entweder für viel Geld Leihärzte tage- oder wochenweise kaufen müssen.

Auch ich war ein Dreivierteljahr als Leihärztin unterwegs, auf der Suche nach einem vollumfänglichen Bild meines Berufs und seiner Rahmenbedingungen, um nicht den eigenen Irrlichtern und falschen Stimmen zu verfallen. Ich wollte selbst überprüfen, ob alle Krankenhäuser ungeachtet ihres Trägers gleichermaßen erbärmlich funktionieren, ob die Suche nach einem wahrhaft »guten« Haus reine Illusion ist und ob bessere Arbeitsbedingungen reine Träumerei sind. Kurz vorweg: Es war noch beschissener als erwartet.

Ich musste lediglich meine beruflichen Qualifikationen, einen gültigen Masernimpfschutznachweis sowie eine gültige arbeitsmedizinische Untersuchung G 42 bei der Registrierung in einer Ärztevermittlungsagentur hinterlegen, der Rest erledigte sich, bis auf ein wenig Papierkram, von allein: Es verging kein Tag, an dem ich keine Einsatzanfragen bekam, teilweise wenige Stunden vor Beginn der Schicht, teilweise als wochenlange Chefarztvertretung schon Monate voraus. Es brannte überall – und es brennt immer noch.

Ich war in Häusern unterschiedlichster Rahmenbedingungen tätig: kirchliche und private Träger, 80 oder 600 Betten, egal. Überall gab es Lücken in den Dienstplänen. Teilweise waren plötzlich Wochenenddienste unbesetzbar, weil der Kollege vor Ort sich kurz zuvor krankgemeldet oder gekündigt hatte, entsprechend verzweifelt waren die jeweiligen Abteilungschefs.

Bekamen diese Häuser für den angefragten Dienst keine Hilfe und personelle Unterstützung, musste die betroffene Abteilung in der Leitstelle abgemeldet werden, und die Rettungsmittel konnten das Haus nicht anfahren, da es kein ärztliches Personal gab. Sehr zum Leid der umliegenden Kliniken, die natürlich deren Patienten mal eben mitversorgen durften. Ebenfalls mit limitierten Ressourcen versteht sich und einer »Scheiße noch mal, ich kündige!« brüllenden Notaufnahmeoberschwester, die sich daraufhin gleich drei Zigaretten auf einmal ansteckte, um ihre Wut mit Nikotin zu vergiften, statt ihren Kollegen – und mir, dem Leihäffchen – im Affekt den Kopf von den Schultern zu reißen.

Verstehn Sie?

Alternativ zum Einkaufen von Leihärzten schafft man sich ausländische Ärzte an, die hierzulande Arzt werden wollen. Genau, darauf liegt die Betonung: Denn mit welchem Ausmaß an medizinischer Vorbildung der Aspirant aus irgendeinem Teil der Welt aufläuft, ist sehr häufig schwer zu eruieren, da die Deutschkenntnisse dafür kaum ausreichen.

Diese angehenden Ärzte arbeiten faktisch mit der Zulassung eines Kollegen, der die deutsche Approbation besitzt und letztlich verantwortlich ist. Sie surfen förmlich auf geliehenen Brettern durch eine überlastete und überbürokratisierte Krankenhauswelt und versuchen, dabei nicht zu ertrinken. Oder keine Patienten zu ertränken. Sie haben also selbst gar keine Approbation, sondern arbeiten mit einer Berufserlaubnis. Innerhalb eines bestimmten Zeitraums müssen sie sich zur Sprachprüfung und zur fachlichen Prüfung anmelden. Die fachliche, nein, die vollkommen kompetenzfreie Herangehensweise so manch eines Kandidaten ist schier haarsträubend, egal ob mit oder ohne bestandene Prüfungen oder sonst irgendwelche Laufzettel, die von Chefs abgehakt werden, die schon sehr lange die Übersicht über dieses Chaos verloren haben. Die folgenden Geschichten werden das Drama verdeutlichen.

Eine sehr gute Notfallkrankenschwester, die jeden Monat aufgrund sich immer wiederholender Krankmeldungen ihrer mindestens genauso geburnouteten Kollegen und zahlreicher unbesetzter Stellen stets mit 100 Überstunden eingeplant wurde, nahm eines Abends einen Patienten entgegen mit unklaren Unterbauchschmerzen. Außer einer auffälligen Wortkargheit ging es dem Patienten nahezu gut. Er hatte nichts gegen die Durchführung einer Röntgenaufnahme des Abdomens, auch wenn das Gespräch mit dem sudanesischen Arzt vorweg insgesamt so hilfreich für seine Beschwerden war wie ein vor drei Tagen plattgefahrenes Wiesel als sterile Wundauflage. Er kam vom Röntgen zurück und war immer noch recht sparsam mit Worten.

Die erfahrene Schwester blickte auf das Röntgenbild und erkannte sofort das etwa doppeltfaustgroße Problem. Der Arzt sah es nicht und konnte vor allem auch nicht beschreiben, was er überhaupt sah, als er die diensthabende Radiologin an dem Abend anrief und latent panikiert nach einer notfallmäßigen Großgerätediagnostik, einer Computertomografie also, fragte wegen eines großen Tumors im Bauch. Diese verstand nichts und legte irgendwann einfach nur genervt auf. Abgesehen von einer nicht von der Hand zu weisenden Strahlenbelastung war diese Untersuchung in diesem Fall tatsächlich null hilfreich zur Diagnosestellung.

Die Schwester schaute sich das hilflose ärztliche Gestammel einerseits und das Aufstauen der anderen mittlerweile in die Notaufnahme eingetrudelten Patienten andererseits noch eine gute Stunde an. Dann ging sie in die Kabine, in der der Patient nun doch etwas schmerzgeplagter am Rand einer Trage saß. Und fragte ihn unverblümt, wann genau er sich die Zitrone in den Hintern gesteckt und sie nicht mehr herausbekommen habe. Eine im Anschluss sehr schnell durch selbige Schwester organisierte Darmspiegelung mit mühsamer, stückchenweiser Entfernung der Zitrusfrucht verhinderte ein druckbedingtes Nachgeben und Einreißen der Darmwand mit katastrophalen Folgen für den Patienten.

Selbige Schwester hatte einige Zeit später ein junges Mädchen in der Notfallaufnahme. Dieses hatte im Zimmer ihres größeren Bruders nach ihrem Geschenk für den nahenden achten Geburtstag gesucht. Sie war auf ein Regal geklettert und hatte von ganz oben eine Papierschachtel heruntergezogen, in der sie ihr Geschenk wähnte. Leider bewahrte der Bruder dort die Fünf-Kilo-Kurzhanteln auf, von denen eine sehr genant der Gravitationskraft nachgab und auf ihrem Schädel landete.

Bei der Vorstellung in der Notaufnahme war das Mädchen wach und adäquat ansprechbar, hatte nur ein wenig Kopfschmerzen. Die weißrussische Ärztin verstand leider so gut wie nichts von der Geschichte – und wusste weder sich noch der Patientin zu helfen. Sie diagnostizierte, dass die Flüssigkeit aus der Nase höchstens ein bisschen Nasenbluten sein könne. Die Schwester schaute in einem unbeobachteten Moment dem Kind ins Ohr. Dort glänzte dieselbe Flüssigkeit – bloß lief die Nase selten über die Ohren aus, Hirnwasser bei einem Bruch der Schädelbasis jedoch schon. Die Ärztin war sichtlich entrüstet, als die Schwester das Kind eigenständig nach telefonischer Ankündigung in ein großes Krankenhaus verlegte, in dem neben einer gut ausgestatteten Neurochirurgie auch eine Kinderheilkunde untergebracht war.

Ein Messer wäre jetzt nett

Ich kann mich an einen Einsatz auf einer internistischen Intensivstation erinnern, auf der ein handelsüblicher Chirurg sich in der Regel aufgrund der Fachfremdheit so wohl fühlt wie ein Priester in einem Bordell. Ich wurde zu einem älteren Herrn gerufen, der einige Tage zuvor gestürzt war und sich etliche Rippen auf der rechten Seite gebrochen hatte. Aufgrund der Tatsache, dass sein Vorerkrankungsregister allein ausreichte, um an ihm eine internistische Facharztausbildung zu absolvieren, war er eben auf jener internistischen Station gelandet.

Als ich dort aufgrund akuter Luftnot des Patienten eintraf, gab es keinen Arzt weit und breit. Ich erkannte, dass der Patient in wenigen Sekunden einen Kreislaufstillstand erleiden würde, da die gebrochenen Rippen die Lunge verletzt hatten und somit Luft in den normalerweise nicht vorhandenen Raum zwischen Lungengewebe und starrer Brustwand austrat. Hierbei drückte sie die Lunge gefährlich schnell zusammen und schob sie gegen den anderen Lungenflügel. Auf dem Weg dahin schnürte der Druck auch die zuführenden Blutbahnen zum Herzen ab – alles in allem ein schwer zu überlebender Moment. Einzig eine rasche Druckentlastung konnte dem Patienten helfen.

Ich brüllte der hilflosen Schwesternschülerin »Messer!« zu – bereit, ein großes Loch in den Brustkorb zwischen den Rippen zu machen, um die Luft entweichen zu lassen. Sie schaute mich völlig überfordert an. Ich war selbst Gast auf dieser Station, kannte mich nicht aus und wusste nicht, woher das Equipment zu nehmen war. Sie reichte mir sichtlich erleichtert endlich ein Messer. Ein Fadenmesser – mit einer winzigen gebogenen Klinge von wenigen Millimetern Länge. So nützlich wie ein Kondom bei einem Klosterbesuch oder ein Taschentuch bei einem Abwasserrohrbruch, infolgedessen gallonenweise die Scheiße ins Badezimmer gurgelt. Mein chirurgischer Assistent sprintete derweil eine Etage tiefer und kam völlig außer Atem mit einer großen Klinge zurück, die endlich den ersehnten Schlitz ins Kleid machte. Der Patient atmete im wahrsten Sinne des Wortes auf und verbesserte sich sekündlich.

Als ich nach Dokumentation einiger Zeilen in die Patientenakte schon auf dem Rückweg von der Station war, kam mir tatsächlich die eigentlich zuständige ärztliche Kollegin entgegen. Antiproportional zu der Zahl an Ringen an ihren Fingern und der Uhr an ihrem Handgelenk war sie fachlich und/oder sprachlich aufgestellt – ich konnte es nicht herausfinden, da ich so gut wie nichts von dem Gesagten verstand. Ich wähnte sie aus dem osteuropäischen Raum, der Ukraine vielleicht. Ich versuchte, ihr zu erklären, dass das Tragen von Schmuck an den Händen und Unterarmen auf einer derartigen Intensivstation aus hygienischen Gründen und vorrangig zum Schutz der Patienten strikt verboten war. Ich wusste nicht, ob sie so tat, als verstünde sie mich nicht, oder ob es sie schlichtweg nicht interessierte. Vor allem wusste ich nicht, was schlimmer war.

Frauen und Uhus

Je dichter eine Situation mit Arbeitsschritten gepackt und je schneller in dieser Situation auch noch entschieden werden muss, desto gravierender zeigen sich fehlendes Fachwissen und mangelnde Kommunikationsmöglichkeit zwischen den Mitgliedern eines Teams.

Ein Patient, der mit einer Blutung aus dem oberen Anteil des Verdauungstrakts, Speiseröhre oder Magen beispielsweise, kreislaufschwach in ärztliche Behandlung kommt, hat keine Überlebenschance, wenn der iranische Arzt die Hinweise der Krankenschwester mit den Worten für nichtig erklärt: »Du Frau, du mir nichts sagen!« Und eben jenem lebensbedrohlich erkrankten Patienten das Medikament zur

Gabe über die Vene, dem zum Herzen führenden Blutgefäß, leider in die Arterie spritzt und damit vom Herzen weg. Mit der Konsequenz, dass das Medikament nicht zum richtigen Zeitpunkt ankommen kann, wo es seinen Effekt entfalten sollte.

Ebenso wenig hilfreich ist es, wenn man einen kreislaufinstabilen schwerverletzten Patienten mit Verdacht auf eine Halswirbelsäulenverletzung mit der gesamten Mannschaft achsgerecht, also ohne ihn in der Wirbelsäule zu verwringen, von der Transportschale des Rettungsdiensts auf die Behandlungstrage umlagern möchte. Dazu müssen alle den Patienten auf ein Kommando im selben Moment auf eine Seite, zum Beispiel links, drehen. Wenn dann das Kommando »Auf drei!« ertönt und alle zählen: »Eins, zwei und drei!«, und alle drehen nach links, dann ist dieses Manöver geglückt. Wenn aber der Narkosearzt am Kopf des beatmeten Patienten gerade mal rudimentärste Deutschkenntnisse mitbringt und bei dem Umlagerungsmanöver als Einziger nach rechts dreht, muss man als Patient schon ein Uhu sein, um das völlig unbeschadet zu überleben – vor allem wenn tatsächlich die Halswirbelsäule verletzt ist.

Blut in der Birne

Ein Bekannter von mir, der im echten Leben Rechtsanwalt ist, erzählte mir neulich diese traurige Geschichte: Er wurde aus der Notaufnahme eines kleineren Krankenhauses angerufen, in dessen geringer Entfernung sein Vater wohnte. Es ginge ihm nicht gut, erklärte die Pflegekraft am Telefon – warum der Arzt nicht selbst anrief, verstand er erst im Nachhinein – und bat ihn, ins Krankenhaus zu kommen.

Nachdem er seinen kompletten Tagesplan über Bord geschmissen hatte und in der Notfallambulanz eingetroffen war, fand er seinen Vater in einem kleinen Behandlungszimmer an einem noch kleineren klebrigen Tisch sitzend vor, mit alten, halb weggewischten Blutspuren drauf. Er fragte ihn, was passiert sei, denn augenscheinlich konnte er nicht erkennen, warum der Vater ins Krankenhaus gekommen war. Als dieser ihm jedoch zu erklären versuchte, dass er seit heute Morgen etwas Kopfschmerzen habe, der rechte Arm ein wenig taub und ihm vor allem das Sprechen und Finden von Worten schier unmöglich sei, wusste er: Vater hatte einen Schlaganfall. Eine mitleidige Krankenschwester erklärte meinem Bekannten, dass der Rettungsdienst ihn gebracht habe, nachdem er im Pyjama im Garten gestanden und den Nachbarn nur wirres Zeug geantwortet hatte auf die Frage, ob es ihm in seiner Aufmachung nicht etwas frisch sei.

Mein Bekannter schwieg und legte bedrückt lächelnd seine Hand auf die leicht verschwitzte seines sichtlich gequälten Vaters. Dann fiel sein Blick auf die paar Seiten Papier vor ihm. Sein Vater hatte auf der letzten Seite in einer leeren Zeile ein paar kaum leserliche Hieroglyphen hingekritzelt, des Schreibens war er nicht mehr mächtig. Der Sohn überflog die Seiten: Es war eine medizinische Aufklärung für eine Intervention bei neurologischen Patienten, in diesem Fall bei Schlaganfallpatienten, die man einer blutverdünnenden Therapie zuführen wollte, um ein Gerinnsel im Blutgefäß des Kopfs aufzulösen, welches für die Ausfälle des Gehirns verantwortlich war. »Papa, hast du das unterschrieben?«

Der Vater nickte zaghaft und schaute auf den Fleck auf seinem Hemd, an dem er zu nesteln begann. Er wollte etwas sagen, merkte aber, dass außer Geräuschen und einem Murmeln nicht viel über seine Lippen kam und ließ es entmutigt wieder sein.

»Was steht denn da? Weißt du, was du unterschrieben hast?«

Der Vater konnte sich nicht noch mal im Murmeln ausprobieren, da kam der ärztliche Kollege ins Zimmer. Er hatte ebenfalls Mühe, sich mit dem Sohn zu unterhalten oder zu erklären, was als Nächstes anstehe. Bei ihm lag es jedoch nicht an einem neurologischen Ausfall, sondern lediglich an der Tatsache, dass seine Deutschkenntnisse bestenfalls rudimentär waren.

Mittlerweile war der Sohn aufgebracht: »Sie legen meinem Vater eine Aufklärung hin, die er lesen und unterzeichnen muss, die dann rechtskräftig ist, obwohl Sie wissen: Er hatte einen Schlaganfall und kann weder lesen noch schreiben oder gar sprechen? Wollen Sie mich verarschen?«

»Arsch?«, kam von dem Kollegen zurück, etwas verunsichert.

»Hier steht, Sie wollen sein Blut dünner machen, um durch das verstopfte Gefäß mehr Blut durchzubekommen, richtig? Aber diese Blutverdünnung kann auch zu spontanen Blutungen aus anderen Organen führen, mit bis zu lebensbedrohlichen Komplikationen.« Er schnaufte und blätterte die zerknitterten Seiten durch, ohne dass er in Rage auch nur ein weiteres Wort lesen konnte. Er starrte erst auf den Boden, dann zu seinem gezwungen wortlosen Vater, der kleine Schweißperlen auf der Stirn hatte, und dann dem Kollegen ins Gesicht. Dieser lehnte an der Tür, als würde er auf den Bus warten oder auf seine Approbation, die jeden Moment aus dem Kaugummiautomaten knistern würde. »Und woher wissen Sie eigentlich, dass es ein Gerinnsel ist? Kann es nicht was anderes sein?«

In diesem Moment kam ein Pflegeschüler rein, ließ wortlos eine kärglich beschriebene Seite auf den Tisch fallen und ging wieder. Beim Rausgehen murmelte er: »Soll ich hier abgeben, schönen Tach noch.« Der Sohn schnappte sich die Seite, in deren Kopfzeile »Teleradiologische Befundmitteilung durch Praxis …« stand. Es handelte sich um eine Beurteilung der durchgeführten Computertomografie des Schädels. Im Krankenhaus gab es nämlich keinen Radiologen, und so war die Beurteilung durch eine Praxis erfolgt, die außerhalb der Klinik auf die Bilder Zugriff hatte, sich diese ansehen und befunden konnte. Und darin hieß es: »Große, ca. 3 × 2,5 cm messende intrazerebrale Blutung im linken Temporallappen, am ehesten ausgehend von einem Aneurysma der A. cerebri media. Klinischer Zustand des Patienten? Kontrollen empfohlen! Neurochirurgische Intervention nötig?«

»Eine Blutung? Aber wenn Sie dann das Blut noch dünner machen – bringen Sie meinen Vater damit nicht um?«

Der Kollege schwieg. »Blutung …? Oh!«

Er ging auf den Sohn zu, nahm ihm die Aufklärung aus der Hand, zerriss diese und verschwand damit aus dem Raum. Der Sohn blieb zurück, sprach- und wortlos. Diesmal legte sein Vater ihm die Hand auf den Unterarm: Er hatte alles verstanden, vor allem, dass sein Sohn ihm das Leben gerettet hatte. Und diesmal lächelte er ein wenig, trotz der gigantischen Kopfschmerzen.

Was aber ist mit den Patienten, die keine Stimme haben

und sich – körperlich und/oder geistig – nicht für ihr eigenes Wohl einsetzen können? Wenn es keine Kinder gibt oder diese nicht greifbar sind, wenn es schlichtweg schicksalhaft ist, welchen Therapieweg das Drama nimmt? Das Ergebnis und die Qualität einer Behandlung dürfen doch nicht davon abhängen, ob der Patient einen Angehörigen oder Bekannten zur Seite hat, der kritisch infrage stellt und am besten mit medizinischem Sachverstand die Situation analysiert und den korrekten Behandlungsweg einfordert.

Die Guten gehen

Es gibt zweifelsohne sehr gute, fachlich sehr versierte, nicht deutschstämmige Kollegen, mich eingeschlossen. Diese stellen insbesondere auf dem Markt der Assistenzärzte – den »Bauern« in der Schachkrankenhauswelt – leider eine absolute Ausnahme dar. Und selbst wenn sie gut sind, heißt das nicht, dass sie diesem idiotischen System erhalten bleiben. Eine Situation aus dem Einsatz als Wanderleihärztin ist mir dazu in Erinnerung geblieben:

Ein junger Assistent im ersten Ausbildungsjahr, dem ich eine leider viel zu schnelle Übergabe machte für seine rudimentären, von einem freundlichen Lächeln begleiteten Deutschkenntnisse, schaute mich entsprechend schweigend und vollkommen verständnisfrei an. Was er denn werden wolle, am Ende seiner chirurgischen Ausbildung. »Gefäßchirurg.« Na toll!

»Nisst hirr, sobald iss bin fertig, iss gehen ssürügg Ecuador.«

Warum, fragte ich, als würde es allen Ernstes Sinn haben, von einer jungen Harpyie mit zwei Metern Flügelspannweite in Erfahrung zu bringen, ob sie nicht doch lieber am Boden des Regenwalds laufen statt fliegen wolle.

»Weil isss, ah … Ihrrr machte hierrr ssso viell … ahm … Blödsssinn an die Pasiende, birauch keine Menss.«

Moment, dachte ich, sagst du wirklich, dass Arbeit hier in Deutschland eine Scheißidee ist? Er hatte ja recht. Vielleicht sollte ich nach Ecuador auswandern. Aber hey, bankkaufmännische Pläne eines Pharmalobbyisten im Gewand eines nunmehr ehemaligen Gesundheitsministers werden es sicher leisten können.

Bevor mit halsbrecherischen, patientengefährdenden Aktionen Fachkräfte aus dem Ausland herangeschafft und hier ins System und an den Hals der ohnehin schon ausgelaugten deutschen ärztlichen Kollegen geschmissen werden, die den ganzen Tag und die ganze Nacht als Babysitter das Schlimmste abwenden müssen: Wäre es da nicht sinnvoller, wir sorgten dafür, dass genug deutsche Ärzte auf dem Markt sind? Wieso glauben wir immer noch, dass wir Löcher mit Löchern stopfen können?

Kann kommen, immer, alles:
Vom Schockraum und anderen Theatern

Je höher die Arbeitsbelastung, umso mehr muss Verlass sein auf das Team – und ein Team kann nur mit Kommunikation funktionieren. Aber auch die Kompetenz und die Ausbildung eines jeden Einzelnen in dieser Kette sind nicht durch Nebenmann oder -frau ohne Weiteres aufzufangen. Erwartet wird das aber in den Krankenhäusern der Gegenwart, sonst wäre keines in der Lage, auch nur einen Tag länger zu bestehen.

Ein sehr guter Platz für Teamarbeit ist der Schockraum eines Krankenhauses – also der Raum, in den potenziell oder tatsächlich Mehrfach- oder Schwerverletzte vom Rettungsmittel gebracht werden, das sogenannte Polytrauma.

Mensch unter Lkw

Der Schockraum ist nicht nur die Empfangshalle für alle Polytraumata, in der genügend Platz für eine große arbeitseifrige Mannschaft ist, die es bei der Akutversorgung eines solchen mit diesem Versorgungsauftrag braucht. Gespielt wird

Improvisationstheater, schließlich weiß man nie, was durch die Tür gerollt kommt. Das vorherrschende Genre ist das Drama, davon reichlich. Wer in sich die seltene Kombination der nahezu moralischen – nicht ethischen – Wertefreiheit und Unerschrockenheit angesichts verletzter Menschen, deren Inneres nach außen gekehrt, gerissen oder geplatzt ist, vereinen kann, für den ist dieser Schockraum eine Bühne, die ihresgleichen sucht. An einem üblichen sommerlichen Freitag kann das Stück mit dem glorreichen ersten Akt wie folgt beginnen: Die krächzende Anmeldung durch das Notfalltelefon am Ohr lautete: »Ältere Dame von Pkw angefahren.«

Immerhin war der erste Schluck des ersten schlechten Kaffees des Tages schon fast in meinem Magen angekommen. Hitze waberte wie ein hungriges Tier vor der Krankenwageneinfahrt, lauerte auf weiße unschuldige Poloshirts, sicher aus dem hautfreundlichem Plastik recycelter Tüten voller Katzenkacke hergestellt. Das Bündel, welches durch den Notarzt wie eine Frühlingsrolle in eine rote Vakuummatratze gewickelt worden war, hätte alles Mögliche an Verletzungen bieten können. Nachdem wir es ausgepackt hatten, mit entsprechender Vorahnung bewaffnet, atmeten alle den Bruchteil einer Sekunde verschärft ein. Dann spielte sich die Routine ab: Der Anästhesist schloss den Beatmungsschlauch an die Maschine an, und ich untersuchte zusammen mit einem jungen Kollegen mit etwas zittrigen Händen die leidlich kreislaufstabile faltige Dame auf ihre Verletzungen hin.

Ich musste ein wenig lächeln, als ich an meine eigene Unbeholfenheit in jungen Ausbildungsjahren dachte: »Nimm das Drama aus deiner Stimme! Sei zärtlich zum Gewebe!«

Die Worte eines sehr geschätzten ehemaligen Kollegen und chirurgischen Urgesteins waren stets wertvolle Begleiter.

Die Ultraschalluntersuchung zeigte zwar keine akute Blutung aus den inneren Organen des Bauchraums, aber die übrige körperliche Untersuchung ließ wenig Raum für Enthusiasmus. Vom einem Pkw war sie sicher nicht angefahren worden, sondern als Radfahrerin von einem Lkw beim Abbiegen überrollt. So sah sie auch aus. Weniger als einen Augenaufschlag lang sah ich ein anderes Bild vor meinem inneren Auge: Die kurz vor der Blüte stehende Rosenknospe, dem halb geöffneten Mund mit den nie geküssten weichen feuchten Lippen des nur aus der Ferne Geliebten gleich. Die gewaltsam aus ihrem Hautkostüm gepellte Oma vor mir auf der Trage. Bei beiden blickte ich ungehindert in ihr tiefstes Inneres, bei beiden strichen meine Finger zart darüber hinweg, bei beiden überwog die Grausamkeit.

Die Verletzungen hatten ein größeres Ausmaß als bei der ersten Untersuchung angenommen. Das ausgeprägte Décollement, die Ablederung der Haut vom Unterhautgewebe, zog sich von den Oberschenkeln empor bis an Rumpf und Rücken. Ihr linkes Bein war bis hoch ans Becken offen an mehreren Stellen gebrochen, der Oberschenkelknochen lugte großflächig ins Neonlicht hinaus, der Unterschenkel auf derselben Seite hatte die Konsistenz von Hackfleisch. Der rechte Unterschenkel hing noch an zwei kleinen Hautbrücken. In der völlig zerfetzten Muskulatur lagen kleine Kieselsteine und Grasbüschel. Um das überleben zu können, müssten wir die Blutungen aus beiden zerhackten Beinen stillen. Schnell. Bei der subtotalen Amputation am besten, indem man es ganz wegschnitt. Links auf Höhe Oberschenkel, rechts auf Höhe des Kniegelenks. Ich blickte zur Anästhesie am Kopfende.

»Sie bricht ein.« Oma verabschiedet sich, sollte das heißen. Wenn, dann also schnell. Griff an den rechten Unterschenkel. Alarm an dem Narkosegerät, Kammerflimmern. Ließ den Unterschenkel los, drückte mit von der Reanimation vor einigen Tagen noch wunden Handballen auf Höhe des Brustbeins auf ihren Brustkorb. Diesmal brauchte ich wenig Kraft, der Thorax war vom Unfall her bereits stark verletzt und instabil, ich drückte mühelos den Brustkorb bis auf die Brustwirbelsäule hinunter. Ich ließ mich von der Schockraumschwester ablösen, entlastete über große Hohlkanülen beide Brustkorbhälften, rechts zischte es wie ein Radventil. Ich setzte Gefäßklemmen auf die wenigen sichtbaren Blutgefäße am rechten Unterschenkel und linken Oberschenkel, nachdem ich mich durch die zerrissene Muskulatur, scharfe Knochensplitter und Straßendreck gewühlt hatte.

Mein Shirt sog sich vor meinem Bauch mit dem Blut von der Trage voll. Oben schüttete der Lord of Sleep, der Anästhesist also, Adrenalin rein, ich zog den Beckengurt nach, der von außen den auseinandergeklappten Menschen komprimierte. Nach einmaligem Schocken mit dem Defibrillator stellte sich bei der nächsten Rhythmusanalyse beim Blick auf den Monitor Asystolie, also Herzstillstand, ein. Ich sah mich für einen Moment in der schäbigen Wohnung neben der Kirche und zuckte unwillkürlich zusammen bei dem Gedanken an meine immer noch druckempfindlichen Knie und eine bevorstehende volle Stunde an Reanimation.

Aber dazu kam es nicht mehr. Eine akute Blutungs-

quelle, die chirurgisch sofort behebbar und einen kreislauf-
regenerierenden Effekt haben konnte, gab es nicht. Sie war
tot, weil ihr Brustkorb und ihre Lungen zerquetscht wurden,
weil es ihr beide Beine abgerissen hatte und fast die gesamte
Haut innerlich abgelöst war. Mit 21 Jahren eine kaum über-
lebbare Verletzungskombination, mit 74 nicht schaffbar.

Ich blickte in die schweißnassen Gesichter, die um die
Trage herumstanden. Ein junger Pfleger wischte sich den
Schweiß auf der Stirn mit dem blutigen Ärmel seines Ka-
sacks ab. Alle nickten stumm, viel zu sagen gab es ohnehin
nicht. Wir brachen die Reanimation ab.

Die Narkosemaschine lief weiter, wir dokumentierten
die letzten elektrischen Aktionen eines sterbenden Herzens.
Bei Tod durch Unfall wird der Leichnam von der Kripo
beschlagnahmt, also mussten alle durchgeführten Maßnahmen am und im Körper des ehemaligen Patienten ver-
bleiben. Erst nach staatsanwaltlicher Freigabe und vor Be-
stattung werden die Nadeln, der Tubus, der Beckengurt und
der Rest unseres Spielzeugs entfernt werden können. Zeitpunkt des Todes: 8.47 Uhr, morgens.

Kaputte Ärzte, na und?

Ich schaffte es immerhin, mir die Hände und Unterarme in
dem kleinen Waschbecken an der Wand des Schockraums zu
waschen, bevor das Notfalltelefon in der linken Gesäßtasche
der Klinikhose neben mir klingelte. Luftgebundener Transport, voraussichtliche Ankunft in fünfzehn Minuten, Pkw
überschlagen, eine schwerverletzte und eine leichtverletzte

Person, beide zu uns. Hätte kurz pinkeln gehen können oder was trinken, half stattdessen im Schockraum, Platz zwei und drei zu aktivieren, ein paar Hocker beiseitezuschieben, das zweite Narkosegerät hochzufahren, einen zweiten Rolltisch für die Patientenunterlagen herbeizuholen. Radiologie und Operationstrakt wurden scharf geschaltet, informiert, dass etwas im Anflug war.

Mein Kollege von der Narkoseabteilung war vom ersten Auftritt des Tages sichtlich erschöpft. Es lag nicht an seiner mangelnden Erfahrung oder der psychischen Belastung, sondern vielmehr an seinem fürchterlich bis gar nicht eingestellten Blutzucker. Er wollte dringend eine Diabetes-Kur machen, mit Ernährungsumstellung und Abnehmen, und den richtigen Umgang mit seinen Medikamenten erlernen. Er fand aber keinen geeigneten Zeitraum, da bei eklatantem Personalmangel in seiner Abteilung sein Chef ihm »erklärt« hatte, welche »Bauchschmerzen« – oder eher akuter Herztod? – sein Wegbleiben zu diesem heiklen Moment verursachen würde. Also lehnte er jetzt kaltschweißig an der frisch bezogenen Patiententrage und keuchte, nachdem er auf den kleinen Monitor des Blutzuckergerätes gestarrt hatte, sichtlich entsetzt über den Wert, der angezeigt wurde: »Hat jemand mal ein … äh … Snickers?«

Ich hatte in Erwartung des nächsten Patienten die Einmalhandschuhe und die kiloschwere Bleischürze schon an, die Plastikmetzgerschürze darüber und schaute ihn ungläubig an.

»Wenn's mal wieder länger dauert, gelle?«

Ich raschelte in diesem Outfit unter zahlreichen verunsicherten Blicken durch den hinteren Bereich der Cafeteria zum Snackautomaten, um ein Snickers zu rauben. Vor dem

Automaten zählte ein älterer Herr gerade sein Kleingeld, als ich neben ihm ankam.

»Ich glaube, Sie haben es eiliger?«, sagte er.

»Sie glauben gar nicht, wie sehr es um Leben oder Tod geht«, antwortete ich trocken, in Gedanken bei einem toten Patienten, weil der Narkosearzt mitten bei seinem Eintreffen auch gerade an Unterzuckerung gestorben war.

Nach einem in Sekunden verdrückten Snickers wiederbelebt, schulterte der Kollege sein Stethoskop, zupfte etwas beschämt an seinem Kasack rum und murmelte mit Schokostückchen im Mundwinkel: »Danke.«

»Ich kenn mich nicht mit vielen Medikamenten aus, aber mit Erdnüssen auf Karamell in Schokomantel schon ein wenig«, lachte ich.

»Kranke Ärzte« ist eine unbekannte Wortkombination, wenn ich mich in meinem durchaus kranken Arbeitskollegenumfeld so umschaue. Und ich rede gar nicht von den »normalen« Leiden wie Bluthochdruck, Rückenschmerzen oder Diabetes – sondern von einer leidenden Seele. Die Rate an Suiziden von Ärzten ist im Vergleich zur Allgemeinbevölkerung zwei- bis fünffach erhöht.[20] Bei einem Viertel aller Kollegen mit chronischen Gesundheitsproblemen, vor allem psychiatrischen Erkrankungen, liegt ein Missbrauch von Alkohol und verschreibungspflichtigen Medikamenten vor.[21] Die ohnehin schon erschreckend hohen Zahlen von 17 bis 52 Prozent bezüglich des Vorhandenseins einer psychiatrischen Komorbidität oder die Prävalenz eines Burnouts beziehungsweise emotionale Erschöpfung mit 31 bis 54,3 Prozent von Ärzten sind drei Jahre alt[22] – und stammen somit aus der Zeit vor Corona.

Mein Shirt war leider immer noch blutig von der seitens

des Körperbilds schwerbeschädigten Oma zuvor. Ich hatte wegen des Snickers-Ausflugs keine Zeit gehabt, es zu wechseln, der Wäschespind war gefühlt auf der anderen Seite der Milchstraße. Jetzt merkte ich, wie es begann, auf meiner Haut einzutrocknen, und beschloss, das klebrige Gefühl von geronnenem Blut auf meiner Haut einfach zu ignorieren.

Hauptsache Titten

Ein größtmögliches Maß an Routine für die potenziell Sterbenden und das übliche Unvorhersehbare, diesmal ein anderer Notarzt. Als ich ihn erblickte, sträubte sich mein imaginärer Nackenpelz, und in mir kam das unglaubliche Verlangen auf, ihm eine Wendeltreppe in seinen Hals zu stopfen, um sein unfassbar inkompetentes Gelaber nicht anhören zu müssen. Klang hart, aber er war ein 62-jähriger Notarzt, den das System durchschleifte, weil es selbst auf diese Besetzung angewiesen war. Er war in seiner vorangegangenen Arbeitsstätte ständig in den Betriebsrat gewählt worden, damit er keine Patienten gefährden konnte, auch das sagte alles über die Effizienz dieses Organs aus. Jetzt schaffte er als Notarzt. In einer maßangefertigten Notarzthose mit gigantischen Hosenträgern, besser mit Zeltplane beschrieben, da eine Figur wie ein schlecht gestopfter riesiger Strumpf.

Aber man muss nehmen, was man kriegen kann. Auch wenn keine flächendeckenden, aktuellen Zahlen vorliegen, so macht auch hier der Personalmangel kein Halt, wobei es vor allem zuerst in den strukturschwachen ländlichen Regionen zum Tragen kommt. Beispielsweise fehlten allein in den ländlichen Gebieten Bayerns zwischen dem 1. Dezember 2019 und dem 6. Januar 2020 mehr als 5.800 Notarztstunden.[23] Die alleinige Zusatzbezeichnung Notfallmedizin ist nicht ausreichend. Wenn ich in meinem eigentlichen Hauptberuf schon nicht mehr weiß, wie ich zurande kommen soll und zwölf Dienste habe als Chirurg, kann ich unmöglich auch noch in den anderen 24 Stunden des Tages den Notfallbespaßer spielen, nicht in dieser Galaxie. Unabhängig davon, dass für die Vergütung an einem Samstagabend um 23 Uhr kein Schlüsseldienst käme, wahrscheinlich nicht mal vom Hof fahren würde.[24]

Zurück zu unserem echten Notfall, der Patientin, nicht dem Notarzt. Diese war jünger, hatte einen Tubus im Gesicht, rollte den Gang hinab, der Pfleger vor der Tür nickte uns und den Postboten zu, begleitete sie auf Platz 1. Hatte sich mit Cabrio überschlagen, war Beifahrerin, wohl angeschnallt, Geschwindigkeit unklar, vor Ort schon reanimationspflichtig, nach wenigen Minuten Spontankreislauf wieder etabliert, jetzt leidlich stabil. Wir lagerten sie auf eine frische Trage um. Der Freund war der Fahrer, er hatte nicht viel abbekommen, war wohl frühzeitig aus dem Auto geschleudert worden, in diesem Fall sein Glück. Er würde mit dem RTW nachkommen.

Die junge Frau vor uns: seltsam deformierter, weil an mehreren Stellen gebrochener linker Arm, schwere tiefe Schürfungen über der ganzen Brustwand, unphysiologisch abgewinkelter linker Fuß. Sie hatte im Ultraschall freie Flüssigkeit, also Blut, um die Leber herum, nicht viel, aber sie blutete in den Bauchraum. Die Milz schien so weit in Ordnung, die Leberverletzung allein reichte, um daran zu versterben. Das Becken war instabil, weil an mehreren Stellen verletzt, Thorax auch, sie war richtig krank, wie hier gern gesagt wurde. Der Anästhesist überprüfte Atemgeräusche und hörte über linker Lunge wenig bis gar nichts. Nicht sehr gut, angesichts des Traumas.

Eine Thoraxdrainage ohne vorgeschaltetes Röntgenbild war sinnvoll, ich wollte keine Zeit verlieren für das dringend notwendige CT von Schädel, Thorax, Bauch und Becken, welches genauere Aussage über Ausmaß der Verletzungen machen würde. »Fukushima Poly Donut« – die CT-Spirale für die Schwerverletzten. Die Thoraxdrainage schnell vorbereitet. Ich wollte nach Hautschnitt flott den dicken Plastikschlauch zwischen den Rippen hindurchschieben, kam aber nicht so weit: Sie brach mit dem Kreislauf ein. Am Kopf wurde Adrenalin aufgezogen, die ungekreuzten Notfallblutkonserven waren da und wurden einer Druckbetankung gleich über zwei dicke Kanülen in den Ellenbeugen in sie gepresst, sie fing sich leidlich. Die Knochen an der Hand des Pflegers schimmerten weiß durch die Haut hindurch, so sehr presste er die kalten Konserven in den noch vorhandenen Kreislauf. Meine Finger glitten zwischen die Rippen, als mir glasklare gelartige Masse über die Finger rann.

Die Narben an der Unterseite der Brust hätten es mir vorher verraten können: Ihr waren durch den Aufprall beide Silikonimplantate geplatzt. Bedauerlich, aber auch ziemlich hinderlich, da ich fürchtete, dass das Silikon die gelegte Drainage verstopfen würde. In diesem Moment gab es aber keine Alternative.

Nächster Halt: CT. Wenn sie gänzlich einbrach, wären wir direkt in den OP abgebogen. Ohne CT glich das immer ein wenig einer Überraschungstüte. Natürlich blutete sie aus der Leber, und die wäre auch schnell gefunden, aber man ist eben nicht im Bild, was noch alles kaputt sein könnte und müsste es eventuell intraoperativ herausfinden. Erstens kostete das Zeit, und zweitens erlegte es dem ohnehin schon massiv gestressten Organismus des Verunfallten zusätzlich Stress auf.

Wir hatten die Tür des Schockraums erreicht, nach Abnabelung vom Narkosegerät und Umstecken auf ein mobiles Gerät, da kam uns auf dem Flur ein junger Mann entgegen. Der hatte in diesem Bereich der Notaufnahme nichts zu suchen, es war kein Auslaufgehege für Angehörige oder Mitpatienten. Aufgeregt kam er an die Trage gelaufen, mit der wir vehement weiter Richtung CT flogen. Einen kleinen Verband an Hand und Kopf, einige Schürfungen im Gesicht, aber offensichtlich in der Lage, allein zu laufen und uns zu bequatschen. Ob das seine Freundin sei, sie habe bei ihm mit im Auto gesessen. Der Narkosearzt tat mir den Gefallen und begleitete die Patientin auf der Trage ins CT, ich versprach, sofort nachzukommen, sobald ich zwei Sätze mit dem Freund gewechselt hatte.

Nachdem ich über den Zustand des Wagens in Kenntnis gesetzt wurde (»völlig im Arsch«) und über die Tatsache, dass bei dem Unfall seine sündhaft teure Uhr kaputtgegangen sei, nahm ich an, dass er die eine oder andere Information über den Gesundheitszustand seiner Begleitung haben wollen würde. Falsch. Ich holte Luft, um den Ernst der Lage zu schildern, als er mich mit bis dahin ungekannt ernstem Blick fragte, was mit den Brüsten sei. Ich stutzte. Der wollte nicht wirklich wissen, wie es um die Titten stand?

»Ihre Freundin ringt mit dem Tod, hat ehrlich gesagt

gute Chancen, es Ihrer Karre gleichzutun, und Sie fragen mich, ob die Plastiktitten es überlebt hätten?«

»Die haben Scheiße viel Kohle gekostet, wär echt jammerschade, wenn die das nicht mitmachen würden.« Er strich sich über seinen verbundenen Kopf und dann über das ausdruckslose Gesicht.

»Also gut, nur der Vollständigkeit halber: Ihre Freundin schwebt in größter Lebensgefahr, ich kann Ihnen nicht sagen, ob sie die Nacht überleben wird. Und ja, die Plastikdinger sind so was von geplatzt. Das glibberige Zeug, das an meinen Handschuhen klebt, ist Kunsttitte. Noch Fragen?«

Ich ließ ihn auf dem Flur stehen, eilte zur Patientin im CT und kam gerade rechtzeitig, um auf dem Bildschirm mit den frisch errechneten Rekonstruktionen das ganze Übel zu sehen. Ich ging mit der Radiologin die Bilder durch: Leberriss, Milz auch, Austritt von Kontrastmittel im Bereich des Dickdarms als Hinweis für eine Blutung aus den versorgenden Gefäßen des Darms, komplexe Beckenfraktur, Rippenserienfraktur beidseits, die Drainage links lag richtig, rechts lag auch ein Luftaustritt aus der Lunge in den Brustkorb vor, aktuell noch nicht sehr ausgeprägt.

»Was ist das denn für ein Fremdkörper an und in der Brust, sieht so komisch aus hier?« Die Radiologin deutete mit ihren schlanken Fingern auf die amorphe Silikonmasse.

»Das war mal 'ne teure Titte«, antwortete ich und notierte die Verletzungen. Nahezu zeitgleich wurde das OP-Team informiert, in einem OP-Saal wurde das reguläre Programm gestoppt, und dieser nächste Slot gehörte uns. Zur genaueren Erklärung: Kein Krankenhaus kann es sich leisten, dass ein kompletter OP-Saal den lieben langen Tag (und auch die Nacht) darauf wartet, dass ein Notfall hineingeschoben wird. Alle Säle sind immer voll mit Patienten und überbucht geplant – kommt dann ein Notfall, entscheidet meist ein OP-Koordinator oder irgendein ein armer Kollege, weil Koordinator der vermutlich undankbarste Job auf dem Planeten ist, welcher Saal gestoppt wird.

Laparotomieren, also den Bauch eröffnen, Leber und Milz abstopfen, Letztere eventuell entfernen, wenn zu stark beschädigt, einen Fixateur auf das Becken und die Gräten, den Fuß vermutlich erst mal eingipsen. Der Fuß – nahm ihn noch mal in die Hand, als wir sie Richtung OP-Schleuse brachten, um sie dort abzugeben. Der Fuß knirschte beim Durchbewegen in jede Richtung, alle Knochen waren gefühlt bis hinab auf die zelluläre Ebene zerborsten. Eine Sagg-Nusse-Verletzung – ein Sack Nüsse, wie ich es hier so sinnstiftend etabliert hatte. Mit so einem Fuß würde sie in ihrem Leben keinen einzigen Schritt mehr ohne Schmerzen machen. Vorausgesetzt, sie überlebte die anderen Verletzungen in einem Zustand, in dem noch an Laufen zu denken war.

Zurück im Schockraum streifte ich mir vor dem kleinen Spiegel die silikonverglitschten Handschuhe ab. Hatte der Fahrer wirklich nach Alkohol gerochen, ging es mir durch den Kopf. Wusch mir das Gesicht und schaffte es immerhin, die mittlerweile eingetrockneten Zellreste humanen Ursprungs von meinen zum Glück abwaschbaren Sneakern zu kratzen. Am sehr wahrscheinlichen Ende eines kunstlosen Lebens zählte nur, ob die Titte überlebte …

Ich schaute auf die roten Ziffern der digitalen Schockraumstoppuhr. Wir waren zwölf Minuten nach Eintreffen mit ihr in Richtung CT unterwegs gewesen, die Uhr wurde beim Herausfahren aus dem Raum im Vorbeifahren gestoppt, 12.07 Uhr stand da. Ich wünschte, es wäre die Uhrzeit. Nein, gerade mal 9.34 Uhr. Wenn der Tag so anfing, konnte es nur besser werden, sollte man meinen. Nicht in diesem Theater: Bis zur Ablösung am nächsten Morgen um 9 Uhr standen noch sehr schlimme, fast volle 24 Stunden bevor. Schier unglaublich weit entfernte zeitliche Dimensionen.

Ein wiederkehrendes Problem

Als Nächstes – immerhin schaffte ich es, vorher einmal an die frische Luft vor der Krankenwageneinfahrt zu treten und mein Shirt anzutrocknen – beehrte uns eine altbekannte Patientin aus der Klapse nebenan. Warum ausgerechnet diese sehr voluminöse Patientin dort immer wieder penetrant morgens auf ihrem Tablett Buttermesser vorfinden konnte, war mir ein Rätsel. Denn sie nutzte selbige regelmäßig, um sich damit die bösen Geister aus dem zum Glück sehr fülligen Leib zu schneiden. Sie rammte sich das stumpfe Buttermesser tapfer in die Kugel ihres Oberkörpers, irgendwo zwischen Bauch und Brustkorb, wo es dann, sieben Zentimeter im Fett feststeckend mitsamt Patientin nun mittlerweile schon zum vierten Mal zu uns gekarrt kam.

Sie kreischte mich wie üblich an, ich solle meine dreckigen Finger von ihr lassen. Also die Lunge konnte nicht verletzt sein, bei dem Gekreische. Ich gab den Versuch auf, sie zu untersuchen, nachdem sie mich zweimal erfolglos beißen wollte. Also so wie jedes Mal, ab in den Donut, unser CT-Gerät. Bei der Körperfülle für die Radiologin eine besondere Freude: »Warum hat die freundlich kreischende Masse ein Messer in sich stecken?«

»Sie wollte sich nicht selbst essen, falls du darauf hinauswolltest.«

»Wie bekommen wir die jetzt in die Röhre?«

»Habt ihr hier Kokosfett?«, lachte sie, einige Strähnen ihrer grauen, zum Dutt hochgesteckten Haare fielen ihr ins Gesicht. Wenn ich mal als Hackfleischbällchen durch den Donut geschoben werden müsste, wollte ich, dass diese unermesslich erfahrene Radiologin sich die Bilder meines Innersten anschaute, mit ihrem scharfen Blick, über den Rand der kleinen silbernen Brille hinweg. Aber wie so viele klinisch hochkompetente Kollegen hegte auch sie Pläne, dem Dasein als Krankenhausärztin den Rücken zu kehren und ihr Wissen mit sich zu nehmen.

Aber zurück zum kreischenden und spuckenden Sympathiesieger. Ich konnte mich erinnern, dass sie das letzte Mal, noch nicht lange her, irgendwie reingepasst hatte. Ich hoffte, sie war nicht weiter gemästet worden in den vergangenen Wochen. Tatsächlich, sie passte rein. Nur ruhig liegen bleiben wollte sie nicht. Bis die dienstälteste Notfallambulanzschwester ins CT einfiel, sie im feinsten Piratenjargon zusammenstauchte und ihr mit sofortigem Essensentzug drohte. Dann war für ein paar schwer beleidigte Sekunden Ruhe, mehr brauchten wir nicht für die Abdomen-CT. Das Ergebnis war erwartungsgemäß bis auf ein in der Fettschürze steckendes Buttermesser ohne pathologischen Befund.

Zurück im Schockraum entschrottete ich sie, zog ihr in einem Moment der Ablenkung das Messer aus den reichlichen Weichteilen, um mir danach noch größere Hasstiraden anzuhören. Nach einem hübschen rutschfesten – weil mit meterweise bombenfest klebendem braunen Pflaster gemachten – Verband wartete auch schon der Transport zurück in das kleine Haus am Rande des Wahnsinns, gerade mal die Straße hinab. Ich notierte handschriftlich einen freundlichen Therapievorschlag auf dem Konsilzettel des anderen Hauses: »Plastikbesteck empfohlen.« Immerhin 10.41 Uhr.

Ich schnaubte laut hörbar aus. Die drei Worte des Ruins waren nicht immer »Ich liebe dich«, sondern immer häufiger »Adipositas per magna«, eine ausgeprägte Fettleibigkeit, auf die unser Gesundheitssystem so gut vorbereitet ist wie eine Katze auf die erste Mandarin-Lehrstunde. 29 Milliarden Euro jährlich pro Jahr kostet die Adipositas-Behandlung in Deutschland, somit 11 Prozent aller Gesundheitsausgaben, 430 Euro für jeden Steuerzahler. 70 Prozent der Behandlungskosten der vermeidbaren Zivilisationskrankheit Diabetes sind durch Adipositas verursacht.[25]

Arbeits- und Produktivitätsausfälle, Arbeits- und Erwerbsunfähigkeit sowie vorzeitiges Versterben sind indirekte Kosten dieses Effekts und machten bereits im Jahr 2015 rund 34 Milliarden Euro in Deutschland aus.[26] Als behandelnder Arzt und Pfleger vergeht einem das Lachen nicht erst bei diesen Zahlen, sondern spätestens dann, wenn die eigenen Knochen ächzen unter der Last beim Lagern und Abwaschen eines Patienten im OP oder auf Station. Es ist kein Gefühl wohliger Wärme, wenn mir der Schweiß in Strömen den Rücken hinabrinnt, wenn mein Patient auf dem Tisch vor mir das Dreifache meines Gewichts in den Ring wirft.

Bei der rudimentärsten Ausstattung angefangen, explodieren die Kosten: Während ein normales Krankenbett im

Jahr 610 Euro teuer ist, beläuft sich dieser Wert bei einem Schwerlastbett auf das Doppelte. Ein XXL-Rollstuhl ist für das Fünffache eines normalen Rollstuhls zu haben. Insgesamt entstehen durchschnittlich etwa viermal so hohe Kosten für Adipositas-Patienten.[27]

Patient zweiter Klasse

Keine zwanzig Minuten später erklärte uns ein Notarzt am anderen Ende der Leitung, dass er in circa fünfzehn Minuten mit einem aus dem vierten Stock Gesprungenen auflaufen würde. Der hätte nichts, nur Rückenschmerzen. Als der Anruf beendet war, überlegte ich, was an der Geschichte nicht stimmen konnte … Menschlicher Körper aus dem vierten Stock, da konnte man schon mal mehr haben als bloß Rückenschmerzen. Es sei denn, es waren tödliche Rückenschmerzen. Wie dem auch sei: Die übliche Telefonschleife setzte alle in Kenntnis, damit auch wirklich jeder mitspielen durfte.

»Doctor, I am dying.« Mehr gehaucht als gesprochen von trockenen, dunklen Lippen. Der Patient, so berichtete mir der dickbäuchige schwerfällige Notarzt, sei aus dem vierten Stock eines Asylantenheims gesprungen, als die Polizei darauf zugelaufen sei. Vermutlich war er illegal da. Auf dem Ausweis, den sie bei ihm gefunden hätten, sei zwar auch »so 'n Schwarzer« drauf, aber irgendwie nicht der hier.

Aha, Moment mal. Diskriminierung von sozialen oder ethnischen Minderheiten, keine Seltenheit im klinischen Alltag. Ein flapsiges »Achmetschachbrett kann sich ja in

Bagdad weiterbehandeln lasssen« ist in einer Ärztefrühbesprechung ebenso wenig korrekt wie: »Meinst du, für den Penner schlage ich mir die Nacht um die Ohren?«, wenn ein Obdachloser mit einem fulminanten Eiterherd in seinem Arm bei einliegender Titanplatte nach Oberarmbruchversorgung in den Abendstunden in der Ambulanz auftaucht.

Ich bin kein moralischer Übermensch. Natürlich fällt es auch mir sehr schwer, ungehindert weiterzusprechen, wenn vor mir ein Patient sitzt, dessen Körperoberfläche seit Wochen kein Wasser, geschweige denn Seife, gesehen hat, sodass der kleine Behandlungsraum binnen weniger Sekunden nach altschweißigen ungewaschenen Achselhöhlen und ranzigen Genitalien riecht. Oder beim Blick in den Mund nur noch drei verfaulende Stumpen wahllos in die Kiefer gestreut sind. Ich merke aber, dass der Umgang mit diesem Patientengut stetig herzloser und unmenschlicher wird, da jeder einzelne Beschäftigte selbst schon am Rand seiner Leistungsgrenze keine Valenzen mehr für diese Extremsituationen hat. Es ist alles andere als leicht, nachts um 3 Uhr der somalischen Mutter mittels Google Translate zu erklären, dass sich ihr dreijähriger Sohn den Arm gebrochen hat und einer Operation bedarf. Dennoch darf es nicht zur Folge haben, dass Patienten deshalb oder aufgrund einer anderen ethnischen Zugehörigkeit abgestempelt und nicht adäquat therapiert werden.

Wie zum Beispiel bei einem nahen Angehörigen von mir, der als Schwerbehinderter auf dem Gehweg ausgerutscht war und sich das Becken im Bereich des Hüftgelenks kompliziert in mehrere Teile gebrochen hatte. Da man den Bruch auf der ersten Röntgenaufnahme in einem angefertigten Universitätskrankenhaus nicht gut erkennen konnte, musste der Patient logischerweise ein Simulant sein. Die Diagnose wurde mit »Morbus mediterraneus« gestellt, also Schmerzen als reine Übertreibung ohne erkennbare Ursache, weil der Patient aus einem Mittelmeeranrainerstaat kam. Den Gipfel allerdings bildete der Kommentar der für diesen Job völlig ungeeigneten Assistenzärztin: »Der Türke hat bloß keinen Bock zu arbeiten.« Schade nur, dass aufgrund meiner nachdrücklichen Intervention ein MRT und ein CT des Beckens angefertigt wurden, welche das ganze verheerende Ausmaß der Verletzung zeigten. Nicht auszudenken, welch schwere Deformität des Hüftgelenks und letztlich Gehunfähigkeit das Ausbleiben der Diagnose für diesen gerade mal 40-jährigen Patienten gehabt hätte.

Ich stand jedenfalls immer noch vor der Trage mit meinem Patienten, der so gar nicht aussah wie auf dem Ausweis. Der Ultraschall zeigte bis auf eine recht pralle Harnblase nichts Bedeutsames. Ich drückte auf dem Brustkorb rum, die Reaktion des Patienten beäugend, er verzog keine Miene. Ich stützte mich auf seine Beckenschaufeln, um das Becken auf eine größere Instabilität hin zu prüfen. Es gab knirschend nach, in die Symphyse, die Schoßfuge, hätte eine Flasche Martini gepasst – quer. Aber wieder keine Miene.

»Does it hurt when I do this?«

»No. No, doctor, but I am dying.«

Er hatte nicht ganz unrecht. Eine derart ausgeprägte Beckenverletzung wird zusammen geliefert mit einer Sterblichkeit von 60 bis 70 Prozent. Aber schmerzlos waren diese Verletzungen sicher nie. Es sei denn …

»Do you feel this?«

Ich strich über seine Füße und Unterschenkelvorderkanten. Er schaute an die Raumdecke und schien zu warten.

»What? Feel what?«

»Can you move your feet for me?«

Nichts passierte, derselbe abwartende Blick. Ich wiederholte die Frage.

»Yes, I am doing so, I move my feet.« Er glaubte es auf jeden Fall.

Ich erklärte ihm, dass ich den Verdacht auf eine Verletzung der Wirbelsäule hatte und wir ihn als Nächstes in eine große Röhre schieben müssten, um ein Bild davon zu machen. Er nickte, kaltschweißig, sein Blutdruck war gut, noch. Ich zurrte einen Beckengurt an ihm fest, um ihn wenigstens ein wenig am Unstillbarverbluten zu hindern. Im CT murmelte er nahezu ohne Unterlass: »I am dying, I am dying.«

Das CT lieferte wenige Sekunden später die Diagnose: Explosionsfraktur des neunten Brustwirbelkörpers mit Beteiligung des Rückenmarks plus Jumper's Fracture im Kreuzbein und zerstörtem vorderen Beckenring mit Kontrastmittelaustritt ins kleine Becken. Ich starrte auf die kleine rote Kurve auf dem tragbaren Monitor. Immer noch kreislaufstabil. Herzlichen Glückwunsch, er hatte soeben ein Ticket für den Notfallsaal gelöst. Der Bruch des Wirbelkörpers war ein knöchernes Desaster, eine völlige Zerstörung des gesamten Wirbels mit sicher völliger Zerreißung des Rückenmarks. Als Querschnittsgelähmter hatte er erwartungsgemäß keine Schmerzen an und in seinem Becken. Unter der aggressiven Gabe von Arterenol, einem kreislaufaktivierenden Medikament, schoben wir ihn mit schnellen Schritten dem OP zu. Becken tamponieren, Fixateur dran, nur die nötigsten Infos an die Kollegen, die ihn drinnen in Empfang nahmen.

Ich blieb auf der Spielwiese Schockraum zurück. Es nahm ihn sehr unwillig der Kollege »Weisch, wir zwei, wir sind ein Riesentrio« entgegen, telefonierte hektisch mit seiner Rettung und ersoff in seiner Überforderung. Ich hatte keine Zeit, mir weitere Gedanken zu machen, meine Hosentasche klingelte. Ich kann sie nicht alle retten, das galt auch für Kollegen.

Reit- und Feldstudien

Estimated time of arrival 11.40 Uhr. Diesmal Sturz vom Pferd, 17-Jährige, vor Ort Arme und Beine nicht bewegt, bei Verdacht auf Wirbelsäulenverletzung luftgebunden zu uns. Schaffte es, Wasser aus dem Hahn des Waschbeckens zu trinken, einen Blick auf die Besetzung der OP-Säle und das Voranschreiten der Operation meines eben abgelieferten Patienten zu werfen. Die junge Frau war laut Bildschirm fertig notfallversorgt, jetzt wohl auf dem Weg auf die Intensivstation. Ich hoffte, dass nicht Prinzessin auf der Intensiv eingeteilt war. Am heutigen Tage konnte sie nämlich sterben vor Arbeit und Überforderung, so sehr, wie ich sie heute zuscheißen würde mit allem, was der Unfallorbit zu bieten hätte.

Wie versprochen, siebzehn Jahre jung, schaute mich aus glasigen Augen an: »Und dann hat er sich irgendwie erschreckt, als die Folie auf den Erdbeeren so geraschelt hat, und ist gestiegen. Dann hat es mich runtergehauen. Jetzt tut es am Hals so weh, ich bekomm so schlecht Luft.«

Ich schlug ein wenig die Wärmedecke zurück. Keine Schaukelatmung, kein hoher Querschnitt, dennoch Querschnitt. Füße bewegen? Nein. Zehen wackeln? Nein. Die Tränen rollten ihr die Wangen herab. Knie beugen? Hüften? Nein und nein. Keine Sensibilität bis auf Höhe der Schlüsselbeine. Schultern zucken? Ja, klappt. Im Ellenbogen bewegen? Nein. Hände? Nein.

Wenn es bei irgendeinem Patientengut Chancen auf Regeneration gibt, dann bei diesem jungen. Das CT jedoch nahm diese Hoffnung. Zerreißung und Verrenkung zwischen dem fünften und sechsten Halswirbel, sie musste direkt auf ihrem nach vorn gebeugten Kopf gelandet sein. So imposant, wie der Kanal für das Rückenmark verlegt war, würde es an ein Wunder grenzen, wenn sich an der Lähmungshöhe etwas ändern und die Lähmungserscheinungen besser werden würden. Dennoch sofortige OP. Wenn das Rückenmark eine Chance haben sollte, dann wohl durch eine Operation, hier und jetzt.

Die Eltern waren mit ihrem eigenen Wagen auf dem Weg ins Krankenhaus. Ich aber konnte nicht warten, erklärte dem Mädchen die anstehende OP. Sie hatte Angst: Angst vor der Operation. Angst, dass alles so bleibt. Angst, dass sie nie wieder reiten könne. Sie hatte so sehr recht: Nichts würde sein wie vorher. Greifen, laufen, pinkeln, Stuhlgang, nichts würde je wieder funktionieren. Keine fleischlichen Freuden, keine Lebensqualität, gar nichts. Würde ich vielleicht lieber sterben wollen, fragte ich mich, als ich sie an der Schleuse abgab und mir die unschönen Flüche der Kollegen von der dunklen Seite der Schleuse anhörte: »Hast du ein Scheißschild aufgestellt, dass auch ja alles zu uns kommt heute, verdammt?«

Mittlerweile war die Cabrio-Patientin auf Intensiv, aber ich wusste nicht, wie es um sie stand. Auch Mr. Asylantenheim steckte noch mitten in der OP. Ich würde gern einige ruhige Minuten haben, um mir durch den Kopf gehen zu lassen, was ich den Eltern sagen würde. Keine Chance, nächste Anmeldung. Erntehelfer von Traktor überrollt.

In fünfzehn Minuten luftgebunden. Schnell pinkeln, sonst müsste ich nachher im Schockraum laufen lassen, in meine abwaschbaren Sneaker. Die Eltern müssten inzwischen eingetroffen sein, ging es mir durch den Kopf, als ich den 26-jährigen rumänischen Erntehelfer untersuchte, der in seiner Mittagspause im Feld auf dem Rücken liegend und die Sonne genießend vom Traktor überrollt worden war. Vor Ort bei stärksten Schmerzen bereits narkotisiert und mit Schnorchel versehen bei uns abgeliefert. Unterschenkel rechts auf mehreren Etagen gebrochen, erfreulicherweise geschlossen. Hüftgelenk und somit gesamtes Bein rechts grotesk abstehend. Röntgen im Schockraum schnell gemacht, blieb ich beim Patienten, wozu sonst die schicken, null atmungsaktiven Bleischürzen. Ausrenkung des Hüftgelenks.

Mir fielen die Worte meines Anatomieprofessors ein, Vorlesung untere Extremität: »Meine Damen und Herren, die Bänder des Hüftgelenks gehören zu den stärksten im menschlichen Körper. Wenn Sie also sehen, wie ein Mensch den Berg heruntergefallen kommt, werden Sie sehen können, wie es ihm den Kopf abreißt. Sie werden sehen, wie es ihm die Arme abreißt, vielleicht auch einen Fuß. Aber sicher werden Sie nicht erleben dürfen, wie es ihm das Bein in der Hüfte abreißt, das nicht, meine Damen und Herren!«

Das Einrenken des Gelenks würde nur mit Plattmachen durch Narkose mit viel Muskelweichmacher gelingen. Erst mal pharmakologisch ausgeschaltet, gelang die Einrenkung erfreulich unproblematisch. Ein hörbares sattes Klacken später saß das Hüftgelenk wieder drin, und der Rumäne hatte eine Baustelle weniger. Aber irgendwo hatte auch eine Baustelle einen Rumänen weniger. Wir ließen ihn in Narkose, mit dem Unterschenkel kam er nicht um das OP-Ticket herum. Dieser Rumäne würde so schnell nicht nach sensationeller und sicher fundierter Google-Translate-Folterübersetzung bei beispielsweise zerstörtem Fuß und nicht vorhandenem Versicherungsstatus in einem Bus gen Heimat sitzen. Außerdem kam so etwas nur in schlechten Witzen vor.

Ich fand immerhin Zeit für ein Gespräch mit den Eltern der jungen Reiterin. Ob ich denn keine guten Nachrichten habe, fragten sie mich blass im Gesicht am Ende des Gesprächs. Ich hatte das Gefühl, die Mutter hatte keinen Schimmer, was meine Worte bedeuteten. Sie wirkte, als habe sie sich bislang im Leben – außer um ihre sündhaft teure Garderobe auf dem aktuellen Stand zu halten – nicht wirklich mit irgendeiner Form von Unannehmlichkeit auseinandersetzen müssen. Ihr zweiter Wohnsitz war Douglas, und wenn die Flughundspermacreme da gerade besonders gepriesen wurde, musste sie wohl gut sein. Und der Vater war froh, bislang ein Aushängeschild an Familie gehabt zu haben, ohne dass er viel Zeit investieren musste.

Jetzt erzählte ich eben diesen Menschen, dass ihre Tochter nie wieder Arme und Beine bewegen, nie wieder allein pinkeln werde; dass sie sich nie Gedanken darüber machen müsse, dass sie mal mit einem nicht in diese Hochglanzwelt passenden Freund ankommen werde, denn sie werde vermutlich nie so einen haben. Genauso wenig, wie sie besoffen auf irgendeiner Party in der Gartenlaube mit einem rumknutschen werde. Plötzlich brach das Menschsein über diese unselige Kombination an Menschen herein, und sie würden es sicher nicht verkraften können. Einem Schicksal muss man charakterliche Essenzen gegenüberstellen, nicht die eindimensionale Glitzerklebefolie eines vermeintlichen Lebens. Einem Kind schicke Kleidchen und Autoschlüssel in die Hand zu drücken, ist eine Sache, es lebensfähig zu erziehen, eine andere.

Für die Tonne?

Liebend gern hätte ich einige Minuten mehr mit den in der unerwarteten Hitze ihres Schicksals dahinschmelzenden Elternplastikfiguren gesprochen. Mein tatsächliches und digitales Arztbrieffach als Symbol obiger Dokumentationsdiarrhoe platzte aus allen Nähten. In einer ruhigen Winterdienstnacht gelang es vielleicht, den einen oder anderen Stapel zu bearbeiten, nicht aber im Hochsommer: Trauma-Season, Trauma-Baby, Drama. Zu den unbearbeiteten Unterlagen gesellten sich Mahnungen von Rechtsanwälten und Versicherungen, die vermutlich in einer Welt lebten, in der ein Chirurg an einem Schreibtisch lebte und arbeitete. Wer in dieser Welt all die Patienten auf höchstem Niveau operierte, hatte ich nie verstanden. Aber wie gesagt, schön war eben für Langweiler.

Doch die Welt des Arztes ist mittlerweile die eines Dokumentationswahnsinns geworden. Ärzte in Kliniken dokumentieren pro Tag durchschnittlich vier Stunden beziehungsweise 44 Prozent ihrer Arbeitszeit. Chirurgen haben es am schlimmsten und verbringen jeden Tag lange drei Stunden und fünfzig Minuten mit Dokumentationsaufgaben, dicht gefolgt von den Kollegen aus der Inneren Medizin, der Anästhesie- und Intensivmedizin sowie der Gynäkologie, die allesamt deutlich mehr als drei Stunden mit Schreibkram verbringen und nicht beim Patienten – bei einem offiziellen Acht-Stunden-Tag wohlgemerkt. Wer nun denkt: Nicht so schlimm, dafür braucht es zumindest keine teure Apparatemedizin, sieht sich getäuscht. Denn tatsächlich machen Dokumentationskosten im Krankenhaus etwa 21 Prozent des gesamten Personalaufwands für Ärzte und Pfleger aus.[28] Eine katastrophale Zahl, wenn man bedenkt, wie sehr diese Ressource genutzt werden könnte, um das Personal aufzustocken – insofern man überhaupt welches findet, versteht sich.

Kopfschussschmerzen

Vielleicht hätte es doch noch schön sein können, hätte ich den Arbeitstag mit sehr viel Schreibkram und Beaufsichtigung von Kajütentennis ausklingen lassen können. Doch ich hatte am anderen Ende der Leitung eine benachbarte, mit uns kooperierende Klinik: Sie würden bodengebunden schnellstmöglichen Kurs nehmen auf unsere Neurochirurgie, mit einer jungen Patientin, der mehrfach in den Kopf und Hals geschossen wurde. Sie seien mit Notarztbegleitung in wenigen Minuten da.

Der Schockraum war in den Startlöchern, ich rief den

diensthabenden Neurochirurgen an. Er empfing mich am Telefon mit den Worten: »Göttin des Chaos, was kann ich für Sie tun?«

Ganz unrecht hatte er nicht. Dieses Notfalltelefon war ein Garant für ununterbrochene Unterhaltung und Herausforderung. Letztere bestand in erster Linie in einer Glanzleistung an Koordination. Mit diesem Telefon in der Gesäßtasche musste man allwissend um die Kapazität im OP-Trakt und auf der Intensivstation sein, musste wissen, welche Teams potenziell zur Verfügung standen, um einen OP auch mit einer Mannschaft zu bestücken, musste wissen, wann man welche weitere Fachdisziplin hinzuziehen konnte oder sollte. Und vor allem musste man es schnell wissen.

Ich schmunzelte ins Telefon. Die Neurochirurgen, ganze drei an der Zahl, bräuchten dringend Nachwuchs, würden sonst bei der Dienstbelastung zeitnah daran eingehen. Da häufig bis immer im Doppel- oder Trippelpack sichtbar, wurden sie liebevoll von meiner Abteilung als A-, B- und C-Hörnchen bezeichnet. Während der Fertigstellung dieses Buchs sollte ein Hörnchen kündigen, um sich in einer Teilzeitstelle der Dauertoxizität seines Jobs unter diesen Rahmenbedingungen zu entziehen und tatsächlich mehr qualitativ hochwertige Zeit mit seiner eigenen kleinen Tochter verbringen, nachdem zwei vorangegangene Beziehungen dem Job zum Opfer gefallen und in die Brüche gegangen waren.

Ohne deren Wissen hatte ich grünes Licht für die Einlieferung des Kopfschusspatienten in unseren Schockraum gegeben, ahnend, dass es keine nahegelegene Alternative seitens einer neurochirurgischen Versorgungsmöglichkeit gab. B-Hörnchen war kurz still, als ich ihm erzählte, welcher Fall so gut wie an unserer Türschwelle stand. Er versprach, sofort dazuzukommen – auf B-Hörnchen war Verlass. Während ich den OP in Alarmbereitschaft brachte (»Hör auf mit der Scheiße, verfickte Scheiße, es reicht, gibt es kein anderes Krankenhaus?« – »In der nördlichen Hemisphäre nicht, weißt du doch.«) und auf Intensiv eine Verlegungsoption besprach, dachte ich darüber nach, ob es bei Neurochirurgen wie bei Meerschweinchen oder Papageien war: Wenn also einer unerwartet wegsterben würde, ob man dann sofort einen nachkaufen musste, um den sicheren Depressionstod des Verbliebenen abzuwenden.

Ich konnte den Gedanken leider nicht zu Ende bringen. Telefon klingelte, das Telefon! Die Patientin war beim Umlagern in Intensivtransport keine fünf Minuten mit dem Auto entfernt kreislaufinstabil geworden, erhielt gerade Druckbetankung durch Tütensuppen, Blutkonserven also, sie seien aber weiterhin zu uns auf dem Weg. Wir warteten. Weitere zwanzig Minuten später kam die nicht ersehnte Lieferung, praktischerweise in Begleitung eines HNO-Arztes, der mich kurz informierte, wo und wie viele Ein- oder Ausschüsse es wohl dem aktuellen Stand des Wissens nach gab.

Von dem Gesicht war nicht mehr viel zu erkennen. Nicht, dass es offen und zersplittert auf der Trage davonfloss. Bis auf eine kleine Wunde am Hals und eine Schürfung an der linken Brust sah man kaum äußere Verletzungszeichen. Das Ausmaß der Zerstörung des knöchernen Gesichts wurde beim Anblick der monströsen Schwellung jedoch schnell erahnbar. An dem zugeschwollenen, nicht mehr als Mensch zu erkennenden Gesicht, das mehr einem implodierten Frosch glich, gab es keine Augenhöhlen mehr, nur noch kurz vor dem Platzen stehende Lider, Lippen so verquollen, dass man kaum glauben konnte, dass es auch nur ein rotes Blutkörperchen schaffen könnte, das Niveau des Lippenrots zu erreichen. Natürlich war sie künstlich beatmet, durch die Kollegen im anderen Haus über einen Schnitt vorne am Hals einen Schlauch, ohne den Umweg über den verquollenen Mund zu nehmen, direkt in die Luftröhre.

B-Hörnchen überflog die durchgeführten CT-Untersuchungen des Gehirns. Sie hatte Blut im Hirn, wo keines hingehörte. So verquollen wie ihr Gesicht war, so drohte auch ihr Hirn zuzuschwellen. Ein Projektil musste von vorne oder hinten kommend in der Nähe des Hirnstamms an der Unterseite des Großhirns vorbeigeflogen sein. Der Hirnstamm hat nun mal ein durchaus berechtigtes Dasein, insbesondere, wenn man Wert legt auf Körpertemperatur und Blutdruck. Ein Funktionsausfall geht mit sofortigem Ableben einher. Das Mittelgesicht war durch die Wucht der Projektile förmlich zersprungen, in mindestens zwanzig Einzelteile. Aber entscheidend würde der Zustand des Gehirns sein. Und ob die Schwellung hier weiter zunehmen und sie sterben würde oder nicht, würden die nächsten Stunden und Tage zeigen. Es gab wenige unterstützende Therapiemöglichkeiten, die ein weiteres Zuschwellen verlangsamen oder aufhalten sollten. Am besten war jedoch immer noch, nicht erst in den Kopf geschossen zu bekommen.

Sie würde direkt in den OP fahren. Eine Hirndrucksonde, in wenigen Minuten von einem erfahrenen Neurochirurgen angelegt, würde es immerhin ermöglichen, von außen den Druck in Zahlen zu quantifizieren. Würde der Druck ein kritisches Maß dauerhaft überschreiten, müsste man, die Gesamtprognose im Auge behaltend, zur Druckentlastung einen Teil des Schädelknochens entfernen. Man konnte diese Schalen einfrieren in der hauseigenen Knochenbank und sie zu einem späteren Zeitpunkt, wenn der Patient überlebt hat, wieder einpflanzen – Deckel runter und wieder rauf sozusagen. Aber für den Moment müsste sie nur ein kleines Löchlein für die Sonde in den Schädel brauchen, Loch in Nuss. Nuss knacken eventuell erst später. Der Nussknacker, also das B-Hörnchen, verabschiedete sich mit warmen Worten und einem Lob an mich, da ihm mit mir nie langweilig würde.

Das gefickte Eichhörnchen

Symbolisch für viele andere Situationen muss man sich in so einem Dienst hilflos und ausgeliefert vorkommen. Hilflos wie ein fluffiges niedliches Eichhörnchen, welches von einem Rhinozeros hochkant gegen die Wand geknallt wird, woran man seltsamerweise erstens wenig bis gar keine Freude hat, und zweitens hält der Rosettenbrand im Anschluss noch mindestens drei Tage an.

Leider geht der handelsübliche Krankenhausarzt irgendwie immer als geficktes Eichhörnchen ins Rennen. Ich habe mich all die Jahre gefragt, was wir hätten tun müssen, um als Rhinozeros zu starten. Ich möchte nicht falsch verstanden werden: Es geht nicht darum, dass wir uns scheuen, viel, mehr und noch viel mehr zu arbeiten, am Stück, ohne zu essen, zu trinken, bis zu den Knöcheln in Menschensuppe stehend. Zum »Glück« hat die überwältigende Mehrheit meiner Kollegen schlichtweg so viel zu tun, dass sie nicht ins

Grübeln kommt ob der Eichhörnchentheorie, sondern nur froh ist, ihre Dienste überlebt zu haben oder nicht Amok gelaufen zu sein in einem wahnwitzigen System aus irrsinnigen Ansprüchen unter den zermürbendsten Bedingungen.

Als Nächstes beehrte uns ein Motorradfahrer von einer nahegelegenen Rennstrecke. Es hatte ihn mit 120 Sachen in einer schönen langgezogenen Kurve von seiner im wahrsten Sinne des Wortes fast todschicken Maschine geholt. Er kam noch in kompletter Sicherheitskleidung zu uns, aus der wir ihn sehr zu seinem Bedauern schnell herausgeschnitten hatten. Der Schallkopf auf seinem Bauch log nicht: Seine Milz war kaputt, aber noch war er am Leben, um sich über Bauchschmerzen zu beklagen. Aus dem schwammigen Organ blutete es allerdings gern mal unschön schnell.

Mir fielen die Worte eines Kollegen aus irgendeinem Interview ein. Man hatte ihn als Hubschraubernotarzt an einer Unfallstelle gefilmt und befragt, als er gerade in einem sehr kleidsamen, quietschorangefarbenen Overall über die Dringlichkeit der Rettung und die schnelle Versorgung in einer geeigneten Klinik sinnierte. In seinem Chiquita-Bananen-Outfit erklärte er ganz ruhig, während die Feuerwehr nebendran einen Kombi in mundgerechte Stücke zerkleinerte, dass ein Mensch keine Dose Ravioli sei. Eine Dose Ravioli blieb nahezu unbegrenzt lange frisch und genießbar, so lange man sie nicht öffnete. Dem Reporter war die Allegorie nicht sofort klar, völlig unverständlicherweise. Einen Menschen müsse man unter gewissen Umständen sofort öffnen, um ihm wenigstens die Chance zu geben, noch ein Weilchen auf dieser Welt frisch bleiben zu können.

Auf dem Weg in den OP-Trakt klärte ich ihn mündlich auf, kritzelte Tod durch Verbluten, lebenslanges Siechtum, Verlebtis töpferensis (Topfpflanze), Notfalloperation und Milzentfernung drauf. Beim Umlagern unterschrieb er mit drei Kreuzen, gerade noch rechtzeitig, danach verlor er etwas für das Bewusstsein Essenzielles: seinen Blutdruck. Der Rest der Dienstmannschaft nahm ihn im OP entgegen, während ich mich miteinschleuste, da die Kollegen allesamt mit den Wundertüten vorheriger Lieferungen beschäftigt waren. Der Bauch war schnell offen, die Milz, in mehrere kleine schwammige Einzelteile zerlegt, nach dem Abklemmen ihrer versorgenden Blutgefäße, rasch entfernt. Erfreulicherweise fanden wir beim Sichten der übrigen Oberbauchorgane keine weiteren Verletzungen. Und aus bis dahin unbekannter Darmverletzung lief uns auch keine Scheiße literweise in die OP-Schuhe. Eine CT-Untersuchung vor der OP war aufgrund der Dringlichkeit bei der kreislaufwirksamen Blutung nicht möglich gewesen. Hier zählte die OP-Strategie: »Fast in, the mid line was made to go through, fast out«, Bauch zutackern, fertig.

BBQ, unnerum

Beim Ausschleusen aus dem OP-Trakt zog ich mir frische Socken an, um nicht den Rest des noch sehr langen Tages auf geronnenen Milzstückchen laufen zu müssen. Passend zur größten Hitze einer abartig heißen Sonne kam der Wassersportunfall des Tages. Ich kniff gerade die Augen zusammen und starrte in den blassblauen Himmel über dem Hubschrauberlandeplatz, als mein liebliches Telefon mir einen Jetski-Fahrer schmackhaft zu machen versuchte. Wenig

Mensch, dafür umso mehr explodiertes Benzin. Bekanntermaßen sitzt man breitbeinig auf einem Jetski und der in diesem Falle explodierende Tank befindet sich direkt vor und unter einem.

Dementsprechend bot sich uns ein Bild der interessanten Begleitverletzungen, neben dem an mehreren Stellen gebrochenen, durch die Druckwelle von unten zusammengestauchten Becken. Unter der anliegenden Beckenmanschette schaute mich ein rechtes Ei an. Der Sack war geplatzt wie eine Nacktschnecke unter einem Radreifen, und es hing offensichtlich noch dran, war aber sehr aus seinen anatomischen Hüllen gepellt und lag fast nackt da. Ich wickelte es in eine feuchte Kompresse, damit es wenigstens nicht austrocknen würde, bis es in den OP kam, mit dem Mann dran natürlich. Das CT ließ sich beim ansonsten stabilen Patienten machen. Die ehrwürdige Madame Radiologie rümpfte die Nase, als wir ins CT gerollt kamen.

Der Geruch nach verbranntem Grillfleisch und Benzin war nicht wegzudenken. Erwartungsgemäß war die Haut am Damm und am Rücken, aber auch an beiden Unterschenkeln verbrannt, ein Kollege der Klinik für Plastinetten, Mörderhupen und Grillhähnchen – für plastische, rekonstruktive und Verbrennungschirurgie also – sah uns über die Schulter. Wir vereinbarten ein Date im OP: Er würde dazukommen, wenn wir mit Unnerum fertig waren. Ich zog beim Durchgehen in den OP-Saal einen Unnerum-Chirurgen für den Bereich der südpolwärts gelegenen Schoßfuge, der Symphyse, dazu und schleuste mich fast zeitgleich ein mit dem lustigen Urologen, genannt Blasehase.

Im OP bekam der fast drei graue Haare auf einmal, als er den in Frauenarztstuhlposition gelagerten Patienten sah und erkannte, dass die Schwellkörper ausgerissen und die Prostata abgerissen war. Letztere suchten wir einige Minuten in dem kleinen Becken, wo wir sie frei flottierend in einer Muskeltasche der zerrissenen Beckenbodenmuskulatur fanden. Wir schienten die Harnröhre, setzten einige notdürftige Nähte, klappten das Becken zusammen, befestigten es mit einem äußeren Gestell, nachdem wir uns vergewissert hatten, dass der Enddarm, der etwas ausgehülst vor unseren Augen nicht an üblicher Stelle im kleinen Becken lag, nicht perforiert war. Der Urologe war sichtlich mitgenommen, es gehe nur noch um Schadensbegrenzung, viel Funktion könne man nicht mehr erwarten. Für einen 27-Jährigen ist es ein großer Unterschied, ob er mit drei Fässern Whiskey intus mit seiner Erektion noch einen gefrorenen Acker pflügen könnte oder ob zwischen seinen Beinen nur noch eine rohe Teigrolle baumeln würde. Ungeil, sehr.

Als ich mich aus dem OP-Kittel schälte, die nasse Bleischürze an den Haken hing und meinen völlig durchgeschwitzten, schrecklich nach überfahrenem Iltis müffelnden Kasack und die todschicke Sackhose in den Wäscheabwurf der OP-Schleuse steckte, hatte sich die Uhr immerhin in frühabendliche Gefilde vorgearbeitet. Ein winziger Moment der Glückseligkeit waren die kühlen Fliesen an meinen Füßen, als ich aus dem Hahn am Waschbecken in der Umkleide soff. Ich stieg mit großer Freude wieder in dieselben verschwitzten weißen Sachen, die noch dampfenden Sneaker und nahm Kurs auf die Notaufnahme, während mein noch nasses Gesicht im warmen Windhauch auf dem Flur dorthin sofort trocknete.

Bissfest

Die Behandlungsräume und Kabinen sind erwartungsgemäß zum Brechen voll, im Wartebereich anklagende Blicke. Niemand wusste, dass keine 20 Meter Luftlinie von diesen Stühlen entfernt Menschen sich schwerverletzt an ihr Leben klammerten oder es eben nicht stark genug schafften. Wer im Wartebereich sitzen und sich über Wartezeiten aufregen konnte, gehörte zu den Glücklichen des Tages. Aber auch das war niemandem bewusst.

Mit insgesamt wenig Bewusstsein in klarer Form war auch die völlig verlebte Alkoholikerin gesegnet, die in Polizeibegleitung kam, nachdem sie ihrem unfreiwilligen WG-Mitbewohner, ebenfalls regelmäßiger Alkoholkonsument, einen schweren Glasaschenbecher über die Murmel gezogen hatte. Nicht grundlos, versteht sich: Er hatte versucht, sie zu erwürgen, wie später herauskam – jede Woche mindestens einmal im Vollsuff. »Allkocholica« war die liebevolle, datenschutzkonforme Bemerkung eines ausländischen Leihanästhesisten auf dem Prämedikationszettel.

Der erfahrene Polizist rollte mit den Augen, mein junger Kollege stand etwas hilflos daneben. Die angeordnete Blutentnahme für die Bullerei gelang nur unter vollem Körpereinsatz, und dennoch konnten wir eine Beißattacke auf meinen Kollegen nicht gänzlich verhindern. Seine Laune war nicht mehr zu toppen: »White trash beautiful, my heart belongs to you …«, summte er, als er sich selbst eine Arbeitsunfallanzeige diktierte.

Das Summen verging ihm, als die Story tatsächlich eine knusprige Fortsetzung bot. Einige Stunden später an diesem nicht langweiligen Tag stellte sich ein verwahrloster Mann

Mitte fünfzig vor. Laut Ausweis, in echt sah er aus wie 100 und frisch ausgegraben. Ungesund graue Haut, schwitzig, glasige Augen, fragte er uns, ob wir die beißwütige Alkoholikerin mit dem Aschenbecherattentat aufgenommen hätten. Hatten wir nicht, da es medizinisch keinen Grund gab und sie auf gar keinen Fall im Krankenhaus bleiben wollte. Er würde sie suchen, sie habe den Hausschlüssel – oder sonst irgendwas. Es war kaum ein klarer Satz aus dem Mann zu holen, er hatte Mühe, sich überhaupt auf die gestellten Fragen zu konzentrieren. Er machte aber einen friedlichen und besorgten Eindruck, und so blieb leider ein Moment Zeit, um einen Blick auf die schmierigen verkrusteten Socken zu werfen, die in den abgelatschten Sandalen zu liegen kamen. Hätte man doch bloß nicht …

»Ist was mit Ihren Füßen?«

»Hmmm?«

Nicht dass er gebeten wurde, aber er zog die rechte Socke wie selbstverständlich aus. Die letzten paar Zentimeter klebte der Stoff an dem Gewebe der Zehen – oder dem, was vormals Zehen waren. Bis auf die Großzehe waren alle Zehen hinunter auf kleine Stummel reduziert, die auf einem verquollenen, insgesamt geröteten Vorfußrest saßen.

»Was ist denn da passiert?«

»Ich weiß nicht …«

»Sind die Zehen amputiert worden?«

»Hmm?«

»Hat Ihnen jemand vor Kurzem die Zehen abgeschnitten?«

»Nee … Ich glaub, ich bin mal in was reingetreten … Danach waren die alle ganz rot und irgendwie nass.«

»Waren Sie bei Ihrem Hausarzt?«

Kopfschütteln.

»Aber jemand muss sich doch um Ihre Wunden gekümmert haben, das sieht ja jetzt nicht schlecht aus, auch wenn die Wunden noch offen sind.«

Ich blickte auf die stummeligen Fleischreste. Seltsame Form der Wundkonditionierung, dachte ich mir.

»Die waren eines Morgens einfach weg, die Zehen.«

»Was? Wie weg?«

»Na ja, weg. Wissen Sie, ich hab so 'n kleinen Hund. Das ist mein Engel, um den kümmer ich mich, das können Sie mir glauben. Auf mich kann ich nicht mehr aufpassen, aber auf den, das schwör ich. Ich geb acht, wirklich acht. Der soll es gut haben. Und der leckt manchmal an meinen Füßen.«

Der unfreiwillige Patient musste schwerer Diabetiker sein, nicht ärztlich versorgt, mit in keinster Weise eingestellten Blutzuckerwerten seit Jahren und entsprechend keinem Gefühl mehr in den Füßen. Er hatte sich vermutlich eine kleine Wunde zugezogen, die sich, wie bei nichtbehandelten Diabetikern häufig der Fall, fürchterlich entzündet und das ganze Gewebe zerfressen hatte. Der Grund, warum er daran nicht durch eine Blutvergiftung gestorben war, hatte vier Beine und artig das faule Fleisch abgeknabbert – vielleicht, als Herrchen schlief. Auch das war wie die Wunde oder die Entzündung nicht schmerzhaft, da durch die langfristig zu hohen Blutzuckerwerte die Nerven für die Schmerzvermittlung schon längst abgestorben waren.

Menschen inmitten dieses Wohlstandsstaats, fernab von jeglichem sozialen Netz, sinnvollen Vorsorgeuntersuchungen oder einfach nur einer sich kümmernden Person. Menschen, die völlig ausgestoßen am Rande einer egozentrischen Gesellschaft nicht leben, sondern vegetieren. Ich atmete tief durch.

Leergeblutet

Es war keine halbe Stunde später, als die Folgen eines illegalen Autorennens mitten in der Stadt in Form eines arg zerstörten menschlichen Wesens und dem, was davon übrig war, auf unsere Notfalltrage abgeworfen wurde. Wäre er nicht erst 23 Jahre alt gewesen, hätte wohl niemand von uns auch nur den Hauch einer Hoffnung für sein Überleben gehabt. So aber versuchten wir es.

Das Gesicht sah von links eigentlich noch ganz gut aus, von rechts hatte es ihm den Kiefer und das Mittelgesicht bis unter die Nase zerlegt. Er war förmlich aufgeklappt, Blut blubberte in feinen Bläschen um den freiliegenden Knochen, die Haut mit den kurzen Bartstoppeln war einige Millimeter am Wundrand zurückgewichen. Er war am Unfallort schon erfolgreich reanimiert worden, was ihn jedoch nicht daran hinderte, wenige Sekunden nach dem Eintreffen in unserem Schockraum gleich wieder reanimationspflichtig zu werden.

Ein wachsweicher, weil vermutlich an allen erdenklichen Stellen gebrochener Brustkorb bot dem ersten kraftvollen Eindrücken für die Herzmassage wenig Widerstand. Das war sicher nicht Folge der vorangegangenen Wiederbelebung, eher das Ergebnis Mensch gegen Mauer am Tunnelende, innerorts, mit vielleicht 150 Kilometern pro Stunde. Komisch, derartige Szenen zeigte man bei *Fast & Furious* nie.

Adrenalin strömte über eine dicke Kanüle in der Hals-vene in ihn hinein, die Herzmassage sorgte dafür, dass es in den Körper geschwemmt wurde. Ein Herz wird nur wie-der eigenständig einen Kreislauf aufbauen können, wenn es nicht zu stark beschädigt ist und ein Minimum an Blut-volumen im Körper verblieben ist, was vom Herzen ver-pumpt werden konnte. Ich sah in den Ultraschallbildern freie Flüssigkeit im Ranzen, der pralle Bauch verriet, wo es hinausgelaufen war.

Ein bloßes Drücken würde keinen Effekt haben, er bräuchte Blut und eine Blutstillung. Ersteres gab es in Form von kleinen Plastikbeutelchen, die man bereits beabsich-tigte, in ihn reinzupressen. Solange man jedoch oben rein-schüttete und es unten, beispielsweise in den Bauchraum, einfach wieder rausbluten würde, hätte es für das alles ent-scheidende Organ keinen Effekt – das Gehirn. Außerdem ließ sich ein Herz viel besser zusammendrücken, wenn die-ses lästige Rippengestell nicht im Weg war. Ein Schnitt links an der Brustwand, knapp unterhalb der linken Brustwarze, gerade so, dass eine Faust reinpasst, Rippen auseinanderge-sperrt und geschnitten, Herzbeutel in der Hand. Er war fast leer. Die Blutdruckbetankung begann, eine große Gefäß-klemme machte ein sattes schmatzendes Geräusch, als sich ihre Branchen gütig um die Aorta herum schlossen. Ein Mi-nimalstkreislauf war etabliert. Es musste nur aus dem Plas-tikbeutel in ihn hinein, durch die Pumpbewegungen mei-ner Hand in seinen Schädel und dort das Gehirn am Leben halten.

Alle übrigen Organe finden diesen Umstand nicht char-mant, aber sie haben eine deutlich größere Toleranz, was eine zeitlich begrenzte Blutunterversorgung anbelangt.

Mit jedem Drücken in seiner Brust und dem maschinellen Atemstoß klappte sein Gesicht ein wenig auf und wieder zu. Sein linker Arm war sicher mehrfach gebrochen, sein linker Fuß hing nur noch an einigen erbärmlichen Hautfetzen an seinem Unterschenkel. Überall hatte er rausgeblutet. Die Verletzungen an Armen und Beinen, sogar im Gesicht, waren vermutlich für ihn überlebbar. Aber diese massive Zerstörung des Brustkorbs inklusive der Lunge und das Blut, das in seinem Bauch verschwand, waren es nicht. Meine Hand brannte.

In der zusammengedrückten Zwangshaltung in der fremden Brust steckend und pumpend kam ich an meine Grenzen. Manche leben von der Hand in den Mund, andere durch die Hand in der Brust. Aber als Leben konnten wir es nicht wirklich bezeichnen, so sehr wir auch auf die blutverschmierten Monitore und die bunten Kurven starrten. Er war leergeblutet, die große Klemme auf seiner Aorta konnte das nicht ändern, meine fast taube Hand um sein Herz herum ebenso wenig. Wir brachen ab, ließen alle Kanülen und Nadeln und Beatmungsschläuche und Klemmen in und an ihm dran.

Es dauerte keine fünfzehn Minuten, dann standen zwei Polizeibeamte da und hielten mir einen Personalausweis unter die Nase. Sie wollten wissen, ob ich diesen Mann behandelt hatte. Ich hatte es immerhin geschafft, meine völlig verblutete Schürze auszuziehen. Ja, hatte ich.

Wo er jetzt wäre. Tot, wir schoben ihn gerade in einen leeren Behandlungsraum. Meine Freunde und Helfer brauchten Blut von ihm, zum Alkoholtest. Angst um seinen Führerschein hatte er sicher keine mehr, dachte ich mir, als ich mit dem jüngeren Beamten von beiden auf den automatischen Türöffner des Behandlungsraums drückte. Blut, tja, woher? Ich sparte mir den Stich in die Ellenbeuge, versuchte es in einem Anflug an Optimismus in der Leiste. Auch in der Ofenrohrvene war dort nichts zu holen. Ich klappte das Laken weit zurück, wo der beginnend auskühlende, schwer zerstörte Leichnam lag.

Meine Begleitung atmete laut ein. Ich klappte die auseinandergedrückten Rippen hoch, hielt sie mit dem Unterarm weg und stach mit der Nadel erst in die Aorta, dann in den Herzbeutel. Es war alles leer, er war leergeblutet, und die letzten Spuren an Blut waren natürlich bereits geronnen. Ich schaute den Beamten an: Schnee war dunkel im Vergleich zu seiner Gesichtsfarbe. Alles klar? Es würde schon gehen. Nicht umkippen, bitte. Nein, nein, kein Problem.

Mein Blick fiel auf die Metallrinne am Rand der Trage, in der ein kleiner Rest Blut glänzte. Das war das Einzige, womit ich noch dienen konnte, weil es flüssig genug war, um durch die Kanüle der Spritze zu kommen. War das zulässig? Endlos froh, eine Frage gestellt bekommen zu haben, zu deren Beantwortung er den Raum verlassen musste und konnte, war der Beamte mit einem riesigen Satz verschwunden. Ich blieb zurück.

Die Schwester hatte die kleine Tür auf der Rückseite des Raums und ein kleines Fenster auf dem dahinterliegenden Flur geöffnet. Nur kurz, denn in der Hitze des Sommers wollten wir keine Frischleichenfliegeneierkatastrophe. Die Seele musste entkommen können, deswegen das geöffnete Fenster. Ich erinnerte mich, wie lächerlich ich das fand, als ich es beim ersten Mal sah. Aber jetzt starrte ich zu dem grellen Licht des Fensters. Ein seltsames Gefühl der Ruhe beschlich mich.

Meine Hand fühlte sich schwer an, ich blickte auf die kleine Plastikspritze in meiner Hand.

Was darf's denn bitte sein?

Wie viele vergleichbare Szenen würden mich heute noch erwarten? Die weiße Uhr an der gegenüberliegenden Wand verriet, dass jetzt Sonnenuntergang sein dürfte. Wie viel Leid passt in sechs Stunden? Wie viel hatte in die ersten 6 Stunden dieses Diensts gepasst? Wie viel würde in die nächsten achtzehn Stunden passen? Der Beamte kam zurück, nein, das wäre nicht verwertbar, das Blut aus der Trage. Ich drückte ihm das Blutentnahmebesteck wieder in die Hand, hinterließ meinen Namen für eventuelle Rückfragen und begab mich in den vorderen Teil der Notfallaufnahme, um am heißgeliebten Kajütentennis teilzunehmen.

Über alle Maßen hinaus erfreulich waren da die unzähligen Umgeknöchelten, mit der Kleinzehe gegen den Bettpfosten Gestoßenen, die fettleibigen Hobbysportler mit Wadenschmerzen, die Aberdutzenden Kopfplatzwunden. Denn es gab leider zahlreiche rekordverdächtige Kategorien an Patienten, die komplett ohne Unfall Schmerzen an irgendwelchen Körperregionen hatten und sich jetzt am beginnenden Wochenende, kurz vor dem Angrillen, doch noch mal beim Arzt vorstellen wollten.

Schuld ist die Shopping-Mentalität dieses Gesundheitssystems. Jeder kann zu jeder Tages- und Nachtzeit in jede Klinik und sich wegen was auch immer vorstellen. Das Was-auch-immer wird mit voranschreitender Stunde immer enthirnter. Getoppt wird das Ganze eigentlich nur von schmückenden Kommentaren wie: »Hier bei Ihnen wartet man aber auch arg lang …« Oder: »Hätte ich gewusst, dass das bei Ihnen so lange dauert, hätte ich mir doch 'n Termin beim Orthopäden machen lassen.« Eine rechnerisch etwas dürftige Erklärung, bedenkt man, dass 32 Prozent der gesetzlich versicherten Patienten mehr als drei Wochen auf einen Facharzttermin warten müssen.[29]

Der Tötungsinstinkt war stets schwer zu kontrollieren, vor allem, wenn man selbst am Rand des Verdurstens stand. Die Sonne hatte zwar nichts mehr zu bieten, aber die Luft in der Notfallambulanz war zum Bemalen dick, und die Hitze hielt uns erbarmungslos fest umschlungen, als der nächste Autounfall entgegengenommen werden wollte.

Ernie

Der Unfallmechanismus war uns zunächst nicht klar. Es hieß: nicht angeschnallte Beifahrerin aus dem Auto geschleudert. Die zierliche 17-Jährige lag in ihren verbluteten Klamotten künstlich beatmet wie schlafend vor uns auf der Trage. So unverletzt wie der Oberkörper und das Gesicht waren, umso kaputter waren das Becken und das rechte Bein. Aus der zerrissenen Jeans schaute rechts der Rest eines Fußes hervor, knapp unterhalb der Knöchel war er offen gebrochen, seltsam verrenkt, und mit Knorpel überzogene Knochen der Fußwurzel glänzten wie die wieder mal frischen feinen Schweißperlen auf meinen Unterarmen.

Der Oberschenkel hing durch, als ich das Bein in die

Hände nahm, um es zu untersuchen, nachdem ich bei der Ultraschalluntersuchung des Bauchs keine Auffälligkeiten entdecken konnte. Außerdem gab es eine Risswunde im Bereich der rechten Leiste, deren Wundränder sich öffneten, als ich das Bein bewegte. Erst nach Wegschneiden der Hose zeigte sich, dass es deutlich mehr war als eine Risswunde. Lovely Level 1 – ein superstarkes Infusionssystem, welches schnell viel Flüssigkeit in den Menschen drücken konnte – pumpte Infusionen unter Hochdruck in sie rein. Und die Schwester schnitt die Wäsche vom Leib, also den String, der so viel Stoff wie Zahnseide hatte. Ich schaute auf die Rissverletzung, nahm das rechte Bein in die Hand und spreizte es gestreckt leicht vom anderen Bein ab. Mit einem seltsam schmatzenden Geräusch öffnete sich die Risswunde weiter und weiter. Sie führte durch die Leiste, lief zielsicher auf den Damm zu und endete irgendwo zwischen den Arschbacken. Es schien, als habe es ihr fast das ganze Bein abgerissen, womöglich auch den Damm zerrissen, das Ausmaß der vaginalen oder rektalen Verletzung würde sich erst im OP zeigen.

Auf dem Weg dahin erfuhr ich telefonisch von dem Kollegen, der soeben mit der Polizei gesprochen hatte, dass sie als Beifahrerin auf der Rückbank gesessen hatte, mit etwa gleichaltrigen Freunden. Ob der Fahrer ebenfalls besoffen war, war zum aktuellen Zeitpunkt nicht klar. Auf der Rückbank kam man vermutlich im Vollrausch auf die glorreiche Idee, aus dem einen offenen Fenster auszusteigen, um über das Dach des fahrenden Autos zu krabbeln und auf der anderen Seite wieder einzusteigen durch das Fenster. Seltsam, das klappte in den Filmen doch auch immer? Oder in dem lustigen Youtube-Video? Wie letztlich das Auto in der Kurve von der Straße geflogen war und sich überschlagen hatte, wusste man nicht. Vermutlich war das Bein der Patientin aus dem Fenster geraten, beim Überschlagen wurde sie förmlich in der Mitte auseinandergerissen. Mir fiel eine kleine reiskorngefüllte Ernie-Figur ein, die ich als Kind in einem Wutanfall vor den Augen meines Bruders in der Mitte auseinandergerissen hatte. Mein Bruder fand das außerordentlich amüsant und erwähnte die Geschichte stets gern.

Amüsant war allerdings nicht, was mich im OP erwartete: Das Hüftgelenk war noch intakt, der Großteil der Muskulatur an der Rückseite des Beines ebenfalls. Durch die Zerreißung hatte sie jedoch einen Längsriss der vaginalen Muskelmanschette bis hoch an den Muttermund, das Rektum war zerrissen und ausgehülst, und wir fanden die Harnröhre nicht, weil die Blase ebenfalls zerrissen viel weiter oben im Bauch zu finden war als geahnt. Sie blutete trotz der erheblichen Verletzungen nicht sehr stark, die beschädigten kleinen Arterien der zerrissenen Beckenbodenmuskulatur waren weitestgehend zusammengeschnurrt und verursachten keine spritzenden Blutungen. Mithilfe der für den Bauch verantwortlichen Viszeralchirurgen legten wir einen künstlichen Darmausgang durch die Bauchdecke an und stopften den Rest des Beckenbodens mit Tüchern aus. Wir gaben uns alle erdenklich Mühe, so schnell wie möglich zu sein. Dem Organismus des frisch Schwerverletzten sollte durch eine Operation ein so geringer zusätzlicher Stress zugefügt werden wie irgend möglich. Eine kürzestmögliche OP-Zeit ist entsprechend entscheidend. Totoperieren, weil man sich in unnötiger Detailverliebtheit verliert, ist ja kein Kavaliersdelikt.

Als Nächstes: Aufpäppeln auf der Intensivstation. Das Aufpäppeln würde innerhalb der ersten drei Tage nach einem Unfall dieses Ausmaßes etwa 150.000 Euro kosten. Und wir hatten heute schon einige von der Sorte und würden eventuell noch mehr bekommen. Die immensen Kosten waren mit ein Grund dafür, warum sich diese Sorte zerhackter Mensch nur in sehr großen Zentren versorgen ließ.

Würde sie überleben – die Chancen standen nicht schlecht –, bekäme Ernie übermorgen die Tücher gewechselt, und man konnte gegebenenfalls mit rekonstruktiven Maßnahmen anfangen. Es standen noch sehr viele OPs an. Am Ende würde vermutlich trotzdem kein sehr schmerzfreies Leben mit allen Annehmlichkeiten stehen.

Wir brauchen das Gesicht

Zurück aus dem OP lief ich nichtsahnend in eine noch ungesehene Kabine der Ambulanz, um mich mit der Herausforderung des Tages konfrontiert zu sehen. Die viel zu junge Mutter, vermutlich selbst noch ein Kind, hatte an ihrer zweijährigen Tochter hinterm Knie eine Zecke entdeckt beim abendlichen Duschen. Immerhin wusste sie, dass man ein Kind gelegentlich säubern musste. Ich sah ihre aufrichtige Hilflosigkeit bei einer ausgeprägten Lebensunfähigkeit und konnte keinen Gedanken daran verschwenden, dass das rein gar nichts mit meinem Fachgebiet zu tun hatte. Eine Pinzette konnte sogar diese Katastrophe beheben. Als sie überglücklich aus der Kabine hoppelte, bekam die Kleine ein riesiges Eis versprochen. Einen Moment hatte ich überlegt, mich ebenfalls in Eis ausbezahlen zu lassen. Ich ließ es.

Kabine nebenan, laut Patientenaufkleber wieder eine

Bissverletzung. Als ich eintrat, wusste ich, dass es keine Zecke war. Bevor ich mich versah, stand die Plastinette, wie wir unseren Kollegen aus der plastischen Chirurgie liebevoll nannten, mit mir in der Kabine. Es war also gar nicht mein Patient, die befreundete Abteilung kümmerte sich. Und hier gab es viel zu kümmern: ein kreischendes Kleinkind, keine 3 Jahre alt, am Rand der Trage sitzend, sowie eine Mutter in verranzten Jogginghosen, fettige blondierte Haare, leider eineinhalb Meter zu klein für ihr Gewicht, mit zu Hause sicher noch drei anderen Kindern von fünf verschiedenen Vätern. Hektisch erklärte sie: Die Polizei sei sofort zu Hause gewesen, die hätten überlegt, ob sie den Köter erschießen sollten. Ihr Freund war daheimgeblieben, um Bescheid zu geben.

»Wir brauchen das Gesicht jetzt!«

Gesicht?

Plastinette nahm gigantisches Kompressenpaket vom Gesicht des Kindes. Ein Teil der Nase, der rechten Wange, des rechten Unterlids und der Stirn fehlte, der Knochen war fast sichtbar. Der habe so was noch nie gemacht, plötzlich mitten beim Spielen sei er hin und hätte ihr ins Gesicht gebissen. Eine »Der-will-nur-spielen«-Geschichte. So wenig die Tiere für die Zustände verantwortlich waren, unter denen sie lebten, und so wenig Schuld sie traf, blieb in diesem Fall nichts, als den Hund zu erschießen, um sofort an das Stück Gesicht zu kommen. Wenn es nicht zu lange in Hundemagensäure aufgeweicht war, konnte man bei jungen Patienten gute Ergebnisse erzielen mit einer Replantation.

Ich schlich aus der Kabine, das war wirklich nicht meine Fachrichtung. Bei lauter fehlendem Fleisch bemerkte ich ein unpassendes Gefühl: Hunger. Wie gut, dass ich es nicht wagte, den Gedanken an eine Essensbestellung zu verschwenden: Anruf von Station! Ich fühlte mich in meinen Klamotten mittlerweile wie in einem fremdzugepinkelten Fully Neopren. Unschön. Noch unschöner die Szenerie auf Station. Wie gut, dass ich nicht konfliktscheu war.

Problemwolf

Die Schwester gab mir die wichtigsten Informationen auf dem Weg zum Patientenzimmer, die da lauteten: »Wolf im Zimmer!« Vor der von innen abgeschlossenen Tür stehend strich ich mir erst mal übers Gesicht. Zeitgleich drang von drinnen ein Brüllen und Knurren und das Geräusch von sich bewegendem Mobiliar wie in Watte gepackt auf den Flur.

Im Zweibettzimmer war einer der Patienten davon überzeugt, ein Werwolf zu sein, und hielt seinen bis dahin ahnungslosen Zimmernachbarn als Geisel. Öffnen wollte er die Tür nicht. Wir riefen den Nicht-Werwolf auf seinem Handy an, der soeben das letzte Stück seines Nervenkostüms abgelegt zu haben schien. Ich holte erst die Polizei, telefonierte in der Zwischenzeit mit der Frau Werwolf. Die war völlig verwundert, dass wir ihren Ollen nicht fixiert hätten in dieser Vollmondnacht – sie würde ihn zu Hause auch immer ans Bett fesseln.

Also nur, weil manche Menschen ihre zerstückelte Schwiegermutter in der Kühltruhe aufbewahrten, hieß das nicht, dass das hier auch die Bestimmung der klinikeigenen Tiefkühlfächer war. Außerdem benötigte man in diesem Land einen richterlichen Beschluss, um jemanden in einem Krankenhaus seiner Freiheit zu berauben und ihn zum Beispiel ans Bett zu fesseln.

Die Bullerei war schnell da und brach die Tür gekonnt auf, rettete den nassgeschwitzten Zimmernachbarn und pinnte den Werwolf an die Wand mit derart breiten Unterarmen, die vermutlich ursprünglich als Oberschenkel auf die Welt kommen wollten. Und natürlich war Werwolf binnen weniger Minuten in der Klapse die Straße runter, auch wenn mir klar war, dass er seinem Wohnort zufolge ans Ende der Galaxie hätte ausgeliefert werden müssen. »Zuständigkeit« war ein Lieblingswort diensthabender Psychiater.

Der Werwolf war versandt, ich roch vermutlich wie einer. Das nächste Ziel wäre der Sonnenaufgang, immerhin weniger als neun Stunden lagen vor mir.

Dixi ohne Blues

Mit einem immensen Kraftakt schrubbten wir die Ambulanz zum ersten Mal an diesem Tag auf einen Nullstand hinunter. Mit je einer Wasserflasche unterm Arm saß eine totgespielte Mannschaft kurz nach Mitternacht auf den immer noch warmen Steinen vor der Krankenwageneinfahrt.

Das Surren der Insekten, sternenklare Nacht. Auf der Wiese um den Hubschrauberhangar einige Hasen, die auf die Kühle der Nacht gewartet hatten. Wir nahmen an, dass die Tiere durch das viele Kerosin, was seit Generationen auf sie herabrieselte, längst mutiert und zumindest taub waren. Der Rettungshubschrauber, wegen der sommerlichen

Hitze darin beim Einsatz auch liebevoll die dämliche Fick-hummel genannt, war schon ins Nest geschoben, in der Luft glaubte man, noch den Geruch von Kerosin zu spüren, Sunset-Action. Der glitzernde Panzer des Industriemolochs am nachtblauen Horizont in dieser Sommernacht. Die heraufziehende Dunkelheit legte sich auf meine warme Haut im Salzmantel, die erhoffte Abkühlung blieb aus. Das knochenweiße Licht des aufgehenden Vollmonds schien in die verlassenen Winkel meiner Seele, auf zweifelnde trockene Lippen. Wenn das Surren der Monitore und Geräte verebbte und das Weinen der Zurückgelassenen verstummte, starb irgendwie jeder für sich allein. In der Ferne ein V8-Motor, die dunklen, leeren Straßen böse und gierig verschlingend wie das Knurren in mir. Vielleicht war es ansteckend, ein Werwolf zu sein. Hoffentlich würde ich nachher im Blutrausch die Richtigen fressen. Wie gut, dass die Müdigkeit und die verworrenen Gedanken schnell aufgaben und sich entschieden, zu Bett zu gehen. Der Auswärtsklingelton.

Anmeldung Motorradunfall. Ein junger Patient Anfang vierzig war auf der Landstraße unterwegs und sah von links einen Traktor aus einem Feldweg kommen, nach links abbiegend, also von ihm wegfahrend. Er hatte die Idee, links zu überholen, und bremste entsprechend nicht sonderlich ab. Er sah im Dunkel der Nacht den unbeleuchteten Anhänger des Traktors zu spät, auch dass dieser randvoll mit benutzten Dixi-Klos war. Er kollidierte mit ihnen, und die Rettungskräfte hatten Mühe, den beim Eintreffen schon fast Toten unter einem Berg aus Scheiße und umgekippten Dixi-Häuschen überhaupt zu finden. Sie reanimierten, so gut es ging. Als er bei uns eintraf, hatte er streng genommen schon zwanzig Minuten keinen ausreichenden Kreislauf mehr. Wir saugten literweise reine Scheiße aus seinen Lungen, seine offen zerborstenen Gliedmaßen waren allesamt in Scheiße getaucht. Es gab nichts zu gewinnen, wir gaben nach wenigen Minuten auf.

Der Gestank war unerträglich. Der Schockraum sah aus wie eine Jauchegrube und unsere Augen brannten von dem Gestank. Was für ein beschissenes Ende eines beschissenen Tages! Ich warf alle meine Klamotten ab und schwitze die frischen beim Anziehen direkt wieder durch. Es gab keine in meiner Größe, und so sah ich aus wie eine Mischung aus Hui Buh, dem Schlossgespenst, und einer schwarzarbeitenden osteuropäischen Malertruppe.

Das Bauchgefühl der Katze

Mit sehr müden Schritten schlurfte ich auf die Intensiv, Hauptziel und größter Abnehmer meiner heutigen Lieferungen. Entsprechend viel war in fast allen Boxen zu tun, ungeachtet der unchristlichen Uhrzeit kurz vor 3 Uhr nachts. Ich nutze meinen Auftritt unter zahlreichen, sicher nicht persönlich gemeinten bösen Blicken und untersuchte die Zerhackten des vergangenen Tages nach. Hielt den Schallkopf auf schweißige Bäuche von dösenden Patienten, blickte auf ihre Monitore, während ich für wenige Sekunden aus meinen Sneakern schlüpfte. Der kühle Boden kam einer Erlösung gleich. Meine Füße hinterließen feuchte Abdrücke, die auf dem Plastikboden verschwanden wie der Gedanke an ein prickelndes Kaltgetränk. Wieder zurück in der Notfallambulanz beabsichtigte ich, den Dokumentationswahn des Tages aufzuarbeiten.

Auf halber Strecke streckte Schwester Rabiata ihren Kopf zur Tür hinein: »In der Kabine 1 sitzt was Neues. Irgendwas stimmt mit der nicht.« Dem Bauchgefühl einer kampferprobten Schwester sollte man auf jeden Fall Beachtung schenken.

Meine Hose klebte an meinen Arschbacken, als ich etwas staksig in die Kabine kam. Eine sehr höfliche Patientin, deren Höflichkeit jedoch ein wenig unter ihren offensichtlich höllischen Schmerzen zu leiden hatte, schilderte mir, dass ihr vor drei Tagen ein kleiner Wäscheständer aus Plastik auf den Fußrücken gefallen sei. Ich hoffte auf eine unerwartet spannende Wendung dieser ansonsten riesigen zwischenmenschlichen Zumutung.

Ich sollte nicht enttäuscht werden. Es sei lediglich ein wenig geschürft gewesen, sie habe am nächsten Tag den Hausarzt aufgesucht, weil es so rot geworden sei. Der habe desinfiziert, ihren Tetanusschutz in ihrem Impfpass überprüft und sie wieder nach Hause geschickt. Allerdings sei es heute auch nicht besser geworden, außerdem würde es unglaublich wehtun, eigentlich das ganze Bein, und sie glaube, Fieber zu haben. Hatte sie, im Ohr 39 Grad. Ihr Bein glänzte ein wenig, war nicht hochrot, und die winzige Schürfung war weiterhin eine winzige Schürfung, nicht mal einen halben Zentimeter groß.

Das Fieber konnte sie schlecht simulieren. Ihre völlig derangierten Entzündungswerte im Blut genauso wenig. Am auffälligsten waren die kaum aushaltbaren Schmerzen. Drückte ich auf ihren Fuß, den Unterschenkel, Oberschenkel, egal, fiel sie fast von der Trage vor Schmerzen.

Wenn man ein Bauchgefühl hat, sollte man ihm nachgehen. Ich verschwendete den Hauch einer Sekunde an die penetranten Worte »nekrotisierende Fasziitis«, und konnte sie danach nicht mehr leugnen. Kleine gefräßige Tierchen, die sie bei lebendigem Leib fraßen, während ich sie in meine Gedanken einweihte und ihr erklärte, dass wir im OP nachschauen müssten, ob sie eine derartige Infektion habe. Eventuell müssten wir nicht nur einen Schnitt am Fuß, sondern auch am Unterschenkel machen oder gar noch am Oberschenkel. Wenn es sich bewahrheitete, würde sie in den nächsten Tagen noch mehrmals operiert werden müssen, die Wunden könne man leider nicht sofort verschließen, sondern müsse sie offenlassen. Damit das Ganze nicht zu schmerzhaft für sie werde, werde man sie nach der OP einfach in Narkose lassen und weiter künstlich beatmen müssen auf der Intensivstation, eventuell für mehrere Tage.

Hätte ich gewusst, was mich im OP erwartet, hätte ich gemerkt, was für ein fantastischer Ausflug in die Welt der schamlosen Untertreibung meine Worte waren. Sie war zwar völlig überfahren und mittelgradig panisch, andererseits auch froh, dass man sie endlich ernst nahm. Ich meldete sie im OP an, mit diesem Gefühl in der Magengegend, dass es pressierte.

Ich stand umgezogen im OP-Saal und wartete, dass sie mit Narkose in den Saal gefahren würde, um sie zu lagern. Einige Minuten vergingen, es tat sich nichts.

Ein Blick durch den Spion in die Einleitung, das Reich der unergründlichen Untiefen der Anästhesie, insbesondere für einen durchschnittlichen Unfallchirurgen, dessen kognitive Höchstleistung im Zählen bis drei lag und der Klettverschlüsse an den Schuhen hatte, weil die Schnürsenkel eine unüberwindbare Hürde waren. Ich blickte weg, glaubte nicht ganz, was ich sah, schaute wieder hindurch.

Ich sah einen schlechten Hilfssheriff mit noch schlechteren Deutschkenntnissen, der, wie ich zuerst annahm, die Patientin versuchte mit einem fehlenden Vokabular zu narkotisieren. Sie saß auf dem OP-Tisch, der im Ausland eingekaufte Anästhesist, der seine Approbation wohl durch Einlösen seiner Payback-Punkte an der Tanke erworben hatte, stand neben der erheblich gestressten und schon nassgeschwitzten Patientin und wiederholte wie eine hängengebliebene Platte: »Mache wie Kazze.«

Die Patientin verstand nicht, ich genauso wenig. Ich starrte weiter durch den Spion. Am Ende hörte ich ein völlig entnervtes und resignierendes »Miau!« von ihr. Was zur Hölle? Aber auch jetzt war Dr. Langenscheidt nicht zufrieden. Er probierte es jetzt mit Gestik und zeigte ihr, sie solle einen Katzenbuckel machen. Jetzt begriff ich – und war wütend.

Einen Katzenbuckel machen für die Spinale, also Rückenmarksnarkose. Was glaubte der eigentlich? Niemand würde diese Patientin in Teilbetäubung operieren wollen! Ich öffnete die Tür zur Einleitung, beruhigte kurz die Patientin, ließ sie sich wieder hinlegen, was sie dankbar tat, und bat den Katzendompteur auf ein Wort vor die Einleitung. Bis er das verstanden hatte, überflogen meine kleinen Heuschrecken der Erläuterungskunst viele seiner Wüsten der kognitiven Leere. Ich sagte ihm, dass ich bei dieser Patientin ganz sicher eine Vollnarkose bräuchte, da die Möglichkeit bestünde, dass wir sie ganzkörperfiletieren mussten. Wenig bis gar kein Verständnis schaute mich an. Ich stellte nur sicher, dass er gecheckt hatte, dass jetzt Zeit für Vollnarkose wäre. Er blickte mich an und erklärte mir: »Spinale ist wie gelähmt, Vollnarkose ist wie tot.« Ich ahnte nicht nur, sondern ich wusste, dass er es den Patienten tagtäglich genau so erklärte. Sensationell! Nein, heute nichts mehr tot, Narkose, jetzt sofort! Immerhin schien er verstanden zu haben.

Beim sterilen Einwaschen musste ich beim Gedanken an ein kürzlich erschienenes Rekrutierungsvideo der Betäubungsabteilung verächtlich schnauben. Wo waren eigentlich alle deutschen Anästhesisten hin? Hatte ich etwas nicht mitbekommen? Es trägt zu einem chirurgischen Seelenheil immens bei, wenn ich weiß, dass man mich auf der anderen Seite des Tuchs auch ohne Google Translate versteht. Aber wahrscheinlich waren die Kollegen einfach clever genug und hatten sich diesem elendigen Kaputtschrubben entzogen durch andauernde Abwesenheit und alternative berufliche Wege.

Ich kam nicht weiter beim Gedanken an Berufsalternativen, die Wasch-Eieruhr krächzte. Einige Minuten später folgte der erste Schnitt in den Fußrücken. Mein Bauchgefühl hatte recht: Das Gewebe zerfiel förmlich. Schnittverlängerung zum Unterschenkel, zum Oberschenkel, überall das typisch zerfallende schmierige Gewebe.

Ich asservierte davon etwas für die feingewebshistologische Untersuchung beim Pathologen. Ich ließ den Anästhesisten wissen, dass hieraus soeben eine ausgewachsene OP geworden war. Er verstand es vermutlich nicht. Er schaute hinter dem Tuch hervor, als ich gerade den nächsten Schnitt von der Hüfte bis weit hoch zum Rumpf Richtung Bauchnabel setzte. Ich vermutete, dass ihm gerade die Contenance aus dem Gesicht fiel. Eine gute halbe Stunde später kam sein Hintergrunddienst, der dann hektisch aufholen musste, was in der letzten Stunde schon hätte geschehen sein können: Blutkonserven reinlaufen zu lassen zum Beispiel, hatte sich als hilfreich erwiesen, wenn man einen Menschen fast zur Hälfte komplett aufschnitt und in großen Brocken infektiös zerfallenes Gewebe in die roten Abwurfeimer fielen. Die Chancen meiner Patientin standen dennoch nicht unbedingt unschlagbar gut.

Als ich mich ausschleuste, blickte ich in den Spiegel. Vor drei Tagen war noch alles in Ordnung gewesen. Vielleicht hatte sie sich geärgert, dass sie vergessen hatte, beim Bürgeramt gelbe Säcke abzuholen, oder ihr Lieblingsshirt mit den falschen Farben zusammen gewaschen und somit ruiniert, vielleicht hatte sie sich bei der Post in die Schlange gestellt und sich aufgeregt über die Preise fürs Einschreiben. Oder ihrer Tochter endlich den Putzkasten für ihr Pflegepony geschenkt. Und jetzt fraß sich ein winziges, eigentlich harmloses Bakterium durch sie hindurch. Die nächsten wenigen Tage würden zeigen, ob es bei diesem Fressmarathon etwas übriglassen würde.

Ticking Clock

Vor dem Verlassen des OP-Trakts trat ich barfuß in den leeren Nachbarsaal. Dunkel und friedlich lag er da, kein Hauch von all den Schlachten und fürchterlichen Szenen, die sich hier sicherlich schon abgespielt hatten und Mensch und Material verschlissen hatten. Ich setzte mich auf die kühle Säule für den OP-Tisch und atmete aus. Stille bis auf ein leises Surren der Klimaanlage, die olympische Höchstleistungen bei diesem Wetter erzielen wollte, es aber leider nicht schaffte, weil sie für so hohe Temperaturen nicht ausgelegt war. Ich spürte beim Anblick der OP-Lampen, die aus waren, ihr Licht immer noch in meinem Nacken, die vielen Stunden am OP-Tisch, den Ärger, den Zorn, die Wut, die zerstochenen, durchbohrten Finger, die Drähte unter meinen Fingernägeln, das Blut in meinen Schuhen, die schmerzenden Hände, die Erleichterung und den Stolz über eine großartige Teamarbeit.

Später trat ich aus der grell erleuchteten Umkleide auf den dunklen, nur unmerklich kühleren Flur und schlich an den Türen der Intensivstation vorbei in mein Dienstzimmer im Keller, welches vis-à-vis zur Müllpresse lag, sehr bezeichnend. Der Sonnenaufgang lag so nahe. Ich lauschte meinen leisen Schritten die Treppe hinab. Dem kleinen gefickten Eichhörnchen fielen die Lider zu, als ich mich in voller Montur auf mein Bett schmiss, mit der Geruchskulisse eines in der Sonne verwesenden Wals. Der Funk drückte sich in meine Arschbacke. Meine Unterschenkel fühlten sich an wie mit Blei ausgegossen. Vor meinem inneren Auge die Bilder der Nacht und des vergangenen Tages. Blutende Milz, zerrissene Becken, das nackte Ei, das Ernie-Mädchen, das Silikon auf meinen Handschuhen, die fast überall am Körper Aufgeschnittene gerade eben. Mir fielen in puncto ausgiebige Nekrektomie, der Entfernung von infiziertem und/oder abgestorbenem Gewebe, die Worte eines Kollegen ein, der stets das radikale Débridement predigte: »Was passiert mit der toten Oma, wenn man sie an Weihnachten wieder ausbuddelt und an den Tisch setzt? Nichts, sie bleibt tot. Also tot bleibt tot. Dieses tote Gewebe muss man alles wegschneiden, es wird nicht wieder lebendig.«

Jetzt nur Ruhe, wenigstens einige Minuten lang, bitte. Ich wusste nicht, an wen ich die Bitte richtete. An den Gott der Eichhörnchen vielleicht. Der verbuddelte wohl gerade Nüsschen und stand offensichtlich nicht zur Verfügung, denn das Telefon klingelte. Externer Anruf.

»Oh, äh, hallo, hab ich Sie geweckt?«

»Nein, das Telefon hatte eh gerade geklingelt.«

Kurze Stille.

Ob ich der diensthabende Neurochirurg sei. Nein. Aber ich kümmerte mich sehr, sehr gern. Damit bloß keine Mehrkosten durch einen Neurochirurgen im Vordergrund entstanden, konnte man mal eben alles mit abfrühstücken. Am Telefon wurden wir um Beurteilung von einem Schädel-CT eines Patienten gebeten. Ich ließ mir die Rückrufnummer geben, setzte mich im Bett auf, meine Unterschenkel blieben gefühlt im Bett liegen. Ich müsste eigentlich in die Ambulanz, mir die digital verschickten Bilder ansehen und den Neurochirurgen daheim wecken.

Ich konnte mich nicht bewegen. Müdigkeit einer eigenen Spezies. Tausende Male nassgeschwitzt und wieder getrocknet. Den Kopf voller aufgeblasener, mit dem Glanzlack des Kurzzeitgedächtnisses überzogener glitzernder Momentaufnahmen. Der große Zeiger der überraschend blutleeren Uhr auf dem Flur bewegte sich schleppend mit einem Ticken weiter. Schaute einen Moment hinaus in die leise zu weichen beginnende Dunkelheit. Noch waren die Lichter am Hangar erloschen. Die Nacht war doch der Schutzpatron vieler Sünden?

Im Noch-Dunkel einer sehr kurzen Nacht eher weniger Sünde als vielmehr bodengebundener Schicksalstransport. Warten zwischen Neonröhren und schlummernden Narkose-Römern, Warten auf blutendes weiches Fleisch und zerhacktes knirschendes Metall.

Allein auf unseren Wegen und stolz in unserer Einsamkeit und unserem Schmerz. In den finsteren Winkeln verreckt elendig unser Selbstzweifel, werden wir zu neuen Helden geboren. Nichts kann uns retten, wo wir doch unsere eigene Rettung sind. Wir glauben an uns, weil es nichts mehr gibt, an das man glauben kann. Aber vielleicht sind wir uns auch selbst der beste Gott. Ich ritt den Dämon des Irrsinns, und er gehorchte mir leise fauchend. Jetzt knurrte er auf dem dunklen Flur vor meinem Zimmer, verschlang das letzte bisschen Schlaf und kratzte an der Tür. Das Raubtier aus dem Albtraum meiner Erschöpfung lauerte geduldig. Ich roch noch seinen Duft auf meiner Haut. Ob es der Rest der Mannschaft in der Besprechung wohl auch konnte, fragte ich mich in einer weit entfernten Windung meines Hirns.

They can try to kill you. But they can not stop the clock from ticking.

Ich liebe diesen Beruf.

Ich hasse diesen Beruf.

Hippokrates' langes Sterben: Der Ausverkauf des ärztlichen Ethos

Die ubiquitäre Angst in der Bevölkerung, bei einer Zusage zur Organspende frühzeitig für tot erklärt und ausgeschlachtet zu werden ist vollkommen skurril. Dank eines völlig abstrusen Gesundheitssystems ist das Risiko, lange vor dem potenziellen Ableben dieses Schicksal sinnbildlich etappenweise zu erleiden, viel höher.

Dazu die Geschichte der 85-jährigen Dame, die ich in einem meiner vielen Einsätze als Leihärztin kennenlernen durfte. Sie stellte sich mit nicht mehr aushaltbaren Schmerzen im Rücken in der Zentralen Notaufnahme eines mittelgroßen Hauses mit circa 230 Betten vor. Um eine Schließung der Klinik zu verhindern, war sie erst kürzlich mit zwei weiteren in der nahen Umgebung zusammengelegt worden – und bekam dafür ein schickes neues Schild über dem Eingang. Leider hatte man nicht ausreichend Personal, weswegen ich über die Agentur in jene Weiten entsandt wurde.

Die Patientin drehte ihren Kopf mit den kurzen grauen Löckchen auf der Trage ständig hin und her, zupfte die Blümchenbluse glatt und schien sich so dem Schmerz entwinden zu wollen. Erfolglos leider.

Ich starrte auf das Röntgenbild und versuchte, einen

Grund zu finden, warum man der alten Lady von Hacke bis Nacken die Wirbelsäule in ein Titanausgusspräparat umgewandelt hatte. Außer vorsätzlicher Geldmache kam ich auf keinen irgendwie nachvollziehbaren Grund. Ein vermutlich gut mit dem Verwaltungschef befreundeter vermeintlicher Kollege hatte sie an der Wirbelsäule operiert. Er erfüllte sicher auch weiterhin tagtäglich in Deutschland seine Rolle als Cashcow, operierte jungen wie alten Menschen einen Querschnitt an und beschuldigte danach die Anästhesie, sie habe während der Operation nicht aufgepasst und diesen zu verantworten. Der Verlust der Operationszulassung aufgrund zahlreicher schwerer Komplikationen in einem europäischen Nachbarland bedeutet nicht zwangsläufig die operative Stilllegung in Deutschland: Hier steht der Ertrag weit über allem, und somit wird über vieles hinweggesehen oder schöngedeutet. So wie die Gesetze der Physik auch für diejenigen galten, die sie nicht verstanden, galt in der Medizin ebenfalls das Verursacherprinzip: Wenn ich mit Instrumenten im Rückenmark wühlte oder Titanschrauben durch Nervenwurzeln drehte, aus welchen noblen Gründen auch immer, dann war leider selten der Narkosearzt hinter dem Tuch des Operationsfelds für die Folgen verantwortlich, eher der ausführende Chirurg. Aber der Rubel …

Eben jene Lady mit jetzt dekompensiertem Rücken hatte zudem ein Armabspreizkissen, Schulterabduktionskissen genannt, nach einer Schulteroperation wenige Wochen zuvor an. Teil zwei der wahnwitzigen Operation, diesmal an der Schulter, die Tochter reichte mir einen Entlassungsbrief über die Prozedur: Rotatorenmanschettenrepair in der Double-Row-fick-die-Henne-Technik mit Corkscrew-Ankern aus Fledermaussperma. (Natürlich nicht, aber die tatsächliche Operation ist ihrem Irrsinn nach damit anschaulich beschrieben.) Sicher der letzte Schrei in der stets beidseits bespielbaren ambulanten Schulterchirurgie, die bei einem 85-jährigem Sehnengewebe, welches nur noch aus Faserresten bestand, in Worten null Erfolg auf Heilung hatte. Aber der Rubel …

Der Chef des Hauses, in dem ich aushalf, seit vier Jahren im Ruhestand, machte im Alter von beinahe 72 wieder Dienste bei seinem alten Arbeitgeber, aus Personalmangel. Er schüttelte den Kopf, als er mir erzählte, dass sich der Verwaltungsapparat um ein Vielfaches aufgeblasen hatte und mittlerweile sicher 30 Prozent der Ausgaben ausmachte. Zum Vergleich: In der freien Wirtschaft wären es gerade mal 6 Prozent.

Er wirkte sehr müde und war es leid, dass sein Nachfolger dem Stammpersonal keine 3 Cent mehr bieten konnte oder durfte. Aber man hatte noch eine Woche zuvor aus dem Grund der nicht besetzbaren Dienste einen Leiharzt aus Israel über eine Agentur geangelt, der zwei Schichten in der Woche übernahm, den gesamten Zeitraum im nahegelegenen Hotel einquartiert war und pro Dienst das Gehalt eines jungen Krankenpflegers bekam. Irgendwie war das System … seltsam geworden. Ein Kollege hatte es vor einigen Tagen vortrefflich formuliert: »Wenn wir nur die Patienten behandeln und operieren würden, die es tatsächlich auch benötigten, mit wasserdichten Indikationen, hätten wir letztlich auch wieder mehr Zeit für jeden einzelnen Patienten.«

Konkret: Wenn keine Operationen aus ökonomischer Sicht nach dem Prinzip »Masse statt Klasse« durchgekloppt würden, beispielsweise der Spitzenreiter künstlicher Gelenkersatz der Hüfte, sondern wenn nur nach medizinischer Sinnhaftigkeit bei fehlenden nicht operativen Alternativen behandelt würde. Deutschland hat die höchste Anzahl an diesen Operationen im Vergleich zu anderen OECD-Ländern und beispielsweise fast 30 Prozent mehr im Vergleich zu Schweden (309 zu 240 auf 100.000 Einwohner im Jahr 2017) und nahezu 50 Prozent mehr verglichen mit den USA (299 zu 204 auf 100.000 Einwohner).[30] Ich frage mich, ob es speziell in Deutschland eine besonders hinterhältige Form der Arthrose gibt, die ein umgehendes operatives Handeln unumgänglich macht.

Unwürdiges Cockpit

Ich unterhielt mich mit einem guten Freund und – zu seinem Bedauern – Chefarzt in einem Krankenhaus mit einem privaten Träger. In diesem Gespräch merkte ich, wie sehr ihm diese Position zum Halse raushing und ihn über die wenigen Jahre mürbe gemacht hatte. Entsprechend wenig überrascht war ich, als er mir recht emotionslos mitteilte, dass er kündigen wolle. Nach dem chefärztlichen Dasein würde er als Angestellter in eine Praxis wechseln, aber auch vor der dort zu erwartenden Scharlatanerie graute ihm. Ich fragte ihn, was das Schlimmste an seinem Alltag als Chef gewesen sei, und er musste nicht lange überlegen.

Nicht die Tatsache, dass man ihn einer Promenadenmischung gleich in ein kaum zwölf Quadratmeter großes Loch an Chefarztzimmer im Keller verfrachtet hatte, störte ihn sonderlich. Eine andere Sache macht ihn schier rasend, Tag für Tag aufs Neue: Jeden Morgen fand er beim Aufschließen seines Büros eine Seite in der Druckerablage, die als »Chefarzt-Cockpit« betitelt war. Dort fand er eine Aufteilung seiner Patienten in »Cost-Layer« und »Profit-Layer«.

Erstere konnte er gar nicht schnell genug entlassen, die 81-Jährige beispielsweise mit der Rippenserienfraktur. Außer Atemtherapie und Schmerzmittel konnte man schließlich bei ihr nichts Sinnvolles machen, kurzum: Hier war kein Geld zu holen. Dass dieses alte Muttchen daheim mit ihren rheumatisch verformten Fingern aber kaum die Schmerzmittel aus der Blisterpackung bekam und auch die Atemtherapie ohne Anleitung koordinativ kaum umsetzen konnte, interessierte niemanden. Und verwunderlich war es dann folglich ebenso wenig, dass selbige Patientin keine Woche später – allerdings über die internistische Abteilung – erneut aufgenommen werden musste, bei beginnender Lungenentzündung, die für dieses Patientengut nicht selten tödlich ausging. Die Profit-Layer hingegen durften bleiben und »gemolken« werden, egal, wie sinnhaft oder wie enthirnt die jeweilige Maßnahme war.

Er hatte davon die Schnauze voll, auch von den Rechtfertigungen der Geschäftsführung gegenüber, wenn er mal wieder den ach so klaren Angaben des Chefarzt-Cockpits zuwidergehandelt und Patienten länger dabehalten hatte als »empfohlen«.

Schon lange egal

Ich musste auch an den sehr fähigen Kollegen eines großen Hauses denken, der in einer Nacht- und Nebelaktion seinen Job auf der Intensivstation an den Nagel gehängt hatte, nachdem er durch einen sehr bedauerlichen Zufall die Nebenabrede seines Chefs in die Hand bekommen hatte.

Noch bedauerlicherweise war da eine erhebliche Bonuszahlung pro Beatmungstag auf der Intensiv pro Privatpatient festgelegt worden. Das war schon sehr lange als illegal verschrien, aber wer redete schon über Nebenabreden, wenn der Rubel rollte? Die in toto versteifte Großmutter mit der resultierenden metallenen Terminator-Wirbelsäule half dabei, das eigene Haus abzubezahlen.

Wie lange müsste ich bis zum Hals in diesem System und seiner Scheiße stecken, bis mein Ethikreservoir leer sein würde?

Die Schere zwischen den mit weitem Abstand dämlichsten Tieren dieser ökologischen Nische, den Krankenhausärzten, und den seltsamen Verwaltungstieren, die gänzlich realitätsfern und völlig sachfremd und somit verbrecherisch die Einsparung von beispielsweise Gerinnungsdiagnostika für lächerliche wenige Euro im Jahr entscheiden, dabei Aluköfferchen hinter sich herziehend Kaffee auf Mahagoniparkett im Verwaltungstrakt verschütten, wird immer größer. Letztlich lädt man die Gefahr einzig und allein auf den Patienten ab.

Hier nur bei schlecht gebundene Krawatten mit Fuchsmotiv tragenden 28-jährigen Hipster-BWLern Ursachenforschung zu betreiben, wäre zu einfach. Die Auswüchse der Zwänge der ökonomischen Maschinerie fallen auf den fruchtbaren Boden der geltungsbedürftigen und machtkorrumpierbaren High Potentials der Ärztegemeinschaft. Diese verlieren vor lauter Gewinnmöglichkeit, als Entschädigung für einen sicher entbehrungsvollen und stellenweise widerwärtigen Beruf, die Sinnhaftigkeit aus den Augen. Tatsache ist leider, dass die allerwenigsten Ärzte eine wirksame Geldfieberimpfung haben, sich gegenseitig am besten nicht das Schwarze unter den Fingernägeln gönnen und somit zwei perfekte Partner sich zusammenfinden: der eine gierig, der andere willig, diese Gier zu erfüllen.

Diagnose: privatversichert

11 Prozent der Patienten in einem derart pervertierten System haben ein besonders schweres Schicksal: der Privatversicherungsstatus.[31]

Dieser ist nahezu ein Garant dafür, dass man beispielsweise nach einem Unfall zwar Unmengen an MRT und CT, Spezialaufnahmen, notfallmäßige medizinische Fußpflege und wahlweise Augenbrauen-, Nasen- oder Arschhaare von eigens dafür eingeflogenen philippinischen Schwesternschülerinnen abgeflammt bekommt – nur eines bekommt man oft nicht: die richtige Therapie zum richtigen Zeitpunkt. Weil der chefärztliche Operateur womöglich seine Stelle zwar durch irgendwelche Saunatreffen und Shakehands auf der richtigen Straßenseite bekam – nicht jedoch aufgrund operativer Fähigkeiten.

Und so erhielt die rüstige 73-jährige Wanderin nach einem Sturz und resultierendem Kreuzbeinbruch im unfallortnahen Krankenhaus zwei lieblos in den Knochen gedrehte Schrauben. Die zwar nicht an der korrekten Stelle zu Liegen gekommen waren, dafür aber die Nervenwurzel des Beins und der Blase so sehr geschädigt hatten, dass sie dauerhaft auf Blasenkatheter und Rollstuhl angewiesen war. Es hätte bei der Verletzung tatsächlich keine notfallmäßige Operation gebraucht, man hätte sie getrost und ohne medizinischen Nachteil für sie dahin verlegen können, wo man sich Technik und Routine zu Hilfe genommen hätte für einen derartigen Eingriff. Aber eine Beckenoperation brachte eben auch eine entsprechende (Privat-)Vergütung. Für ein kleines Krankenhaus, welches sich nur durch die Freizeitunfälle im Sommer saisonal bedingt über Wasser hielt, eine nicht zu verpassende Gelegenheit. Ich konnte ihr nicht viel Hoffnung machen und biss mir auf die Unterlippe, um über derart viel Scheiße nicht laut fluchen zu müssen.

Ich fragte mich, ob es nicht besser wäre, letztlich wie so viele meiner Kollegen das Feld für den Ruin des ärztlichen Handelns zu räumen und die glorreiche Seite der modernen Medizin zu betreten: Wo ich mir als sonnenverwöhnter gelangweilter Sportorthopäde in einer Privatklinik an drei Tagen in der Woche die Finger wund arthroskopieren konnte an 76-jährigen Tennisspielern mit schwachsinnigen OP-Indikationen, um mit dem doppelten oder dreifachen Jahresgehalt und deutlich weniger Magengeschwüren nach Hause zu gehen und dieses ganze Siechtum und diese sportliche Vorhölle hinter mir zu lassen. Wo ich, vollkommen sinnbefreit, in ein künstliches Kniegelenk Hyaluronsäure für die Knorpelregeneration spritzen konnte – außer dem Nervenkitzel und der Furcht, Hautbakterien auf den avitalen Klumpen Metall zu bringen, hatte es schließlich exakt gar keine medizinische Indikation. Aber richtig, auch diese intraartikuläre Injektion konnte man sehr gut abrechnen. Schließlich wollte die Gesellschaft scharlatangleiche ärztliche Lackaffen in emotional glattpolierten Hochglanzprivatpraxen, im Wartebereich das Bild des Operateurs mit der goldenen *Focus*-weltbester-Arzt-für-Weltfrieden-Masturbationsschäden-Hüftchirurgie-Kompetenzschwerpunkt-Mensch-Schleife neben der Visage.

Das moderne Konzept der Glitzerklinik mit der Kompetenzkernschmelze: Gelddruckmaschine Methusalemoperateur im Zentrum, kompetenzhohles fachfremdes Gemüse als personalkostengünstiges Beiwerk statt erfahrener Krankenschwester außen herum. In der Realität wird beispielsweise der alte klapprige Wirbelsäulenchirurg, der von Schwestern im Rollstuhl an den OP-Tisch gerollt wird, aufgebockt von oben herab den ahnungslosen Patienten operieren, der von glänzendem Schein und großem Namen angezogen wird wie die Fliegen von einem Haufen Scheiße.

Oder auch Operationstempel, in denen ich als Chirurg meine Grundrechte aufgebe und vom OP-Koordinator videoüberwacht werde bei jedem meiner Schritte, damit auch ja zur richtigen Minute der nächste Patient in Narkose gelegt werden kann, um zu verhindern, dass der Saal nur eine Minute leer steht. Selbiger simpler wie fürchterlicher Grund treibt einen Operateur an, eine Schulterprothese bei einer Lappalie wie Arthrose in ein nicht lasttragendes Gelenk zu hämmern, nachdem der Patient keine fünf Minuten zuvor in der Narkoseeinleitung medikamentös und mechanisch reanimiert wurde: die effizienteste Nutzung des Raums namens Operationssaal. Ob es sinnhaft oder ärztlich vertretbar ist – wen kümmert es?

Eine auf den Stumpf gesetzte, allenfalls in Spuren vorhandene, einst humanistische Grundeinstellung, die heute in erschreckendem Ausmaß als pure Gier und Geltungsbedürfnis austreibt.

Via falsa:
Erweiterter Suizid und nichts wie weg!

Man sollte sich einmal möglichst unemotional dem Personalproblem nähern und zunächst versuchen, einige Fragen durch Beobachtung von Kollegenmigration und -exodus zu beantworten: Wo sind eigentlich alle meine deutschsprachigen Kollegen geblieben? Meine gut ausgebildeten, versierten, gewissenhaften Chirurgenkollegen, die mit mir die Kohlen aus dem Feuer holen? Warum müssen sinnlos Ärzte mit gefühlt tausend nicht ärztlichen Tätigkeiten vollgeballert werden? Warum sinkt die Zahl derer, die tatsächlich am und im immer kränker und älter werdenden Patienten arbeiten, gefühlt stündlich?

Liegt es daran, dass die Ärzte der Generation Babyboomer, ihren Vorgesetzten auf ewig zu Dank verpflichtet, gottergeben und stillschweigend die Arbeit für drei Ärzte machen? Dass sich deren Leben wie selbstverständlich nur noch innerhalb der Klinikwände abgespielt hatte? Die »neue« Generation Ärzte ist nicht dümmer, fauler oder weniger belastbar – ein sehr gern genommenes Argument völlig führungsqualitätsamputierter Chefärzte. Nein, sie haben einen entscheidenden Vorteil: Sie haben die Wahl, sie müssen nicht bleiben. Und so driften sie zu Tausenden aus den Kliniken, hinein in Praxen, in fachfremde Bereiche, weit weg von ihrem ursprünglichen klinischen Handeln. Auch ist es nicht mehr verpönt, dass der Assistent auf halbem Wege zum Facharzt begreift, dass das System ihm nichts bieten wird und er entsprechend doch den Handwerksbetrieb des Vaters übernimmt. Diese Situation verschärft sich zudem drastisch durch die neue »Save-my-own-ass«-Mentalität.

Hinzu kommt der Irrsinn des Zertifizierungshorrors, ein hervorragendes Exempel für das erfolgreiche Krankschrumpfen des Systems, in dem die Angst vermittelt wird, dass bald kein Krankenhaus ohne Zertifikat mehr Cashcows melken darf. Die kleinen Häuser verhungern, in den großen gibt es nicht ausreichend Personal und eine noch höhere Arbeitsbelastung für das vorhandene, ergo: Problem nicht gelöst. Gesundschrumpfen? Eher kaputtschrumpfen, denn das Ergebnis ist eine Abwärtsspirale der Kompetenzen: Braindrain, das Abwandern von erfahrenem Personal, aber die neuen, unerfahrenen Kräfte werden alleingelassen, benötigen noch mehr Zeit für ein und dieselbe Tätigkeit und erkennen Problemsituationen am und um den Patienten herum nicht so rasch. Folglich treten mehr Komplikationen auf, und das System wird immer teurer.

Viele, insbesondere meine älteren Kollegen, nehmen die nächste Ausfahrt und ihre kostbare Erfahrung gleich mit, um sich im neuen Nest, beispielsweise beim Medizinischen Dienst der Krankenkassen aufgrund einer ganzseitigen Anzeige im *Ärzteblatt*, vor Irrsinn, Ausbeute und/oder dem schlimmen Wort mit Z, der Zertifizierung, in Sicherheit zu bringen. Und weil sie Situationen erlebt haben, die sie so nie wieder erleben wollen. Der Kompetenzverlust, der damit einhergeht, ist nicht zu bemessen. Wie am Beispiel einer sehr erfahrenen Kollegin der Anästhesie, über die voller Bewunderung für ihre Therapie eines Schwerstverletzten in extremis gesagt wurde: »Die sorgt dafür, dass ein Pfund Hack wieder Puls hat.« Doch letztlich hat auch sie der Versorgung Schwerverletzter den Rücken zugedreht und in einer ambulanten Schmerztherapiepraxis halbtags Pillchen mit Pillchen kombiniert, wodurch sie zwar entstresster, aber nicht glücklicher ist. Oder wie die Kollegen aus den folgenden Vorkommnissen.

Der Lungenfrisör

Ein Thorax- oder Brustkorbchirurg einer großen städtischen Klinik mit über tausend Betten war dort der Letzte seiner Art und somit 365 Tage im Jahr im Dienst, bis auf die Urlaube. Die damit einhergehende Belastung und der Verlust der Lebensqualität waren immens, sind jedoch nicht Gegenstand hier.

Eines Abends erhielt er auf seinem Diensttelefon einen verzweifelten Anruf von einer Intensivstation eines kleinen Krankenhauses, welches sich zwölf Kilometer weit weg befand. Der Assistenzarzt schilderte mit Mühe in gebrochenem Deutsch, dass er einen Patienten habe, dem es in den letzten Minuten rasant schlechter ginge. Er hatte versucht, mit einer langen dicken Nadel Flüssigkeit aus dem Brustkorb durch Punktieren desselben abzulassen, die er als Ursache für die Atemnot des Patienten vermutete. Jetzt aber war der Patient mit dem Kreislauf eingebrochen und musste intubiert, also künstlich beatmet, werden über einen Schlauch, der in die Luftröhre eingeführt worden war.

Dachte man.

Da auf der einen Seite des Brustkorbs das Atemgeräusch der ein- und ausströmenden Luft vermindert war, als er ein Stethoskop darauflegte, und da die letzte ärztliche Manipulation am Brustkorb stattgefunden hatte, wusste er sich nicht anders zu helfen und ließ sich über die Pforte mit eben diesem Thoraxchirurgen verbinden. Dieser hörte sich den Fall routiniert gelassen an und empfahl, weil sich der Zustand des Patienten auf der Intensivstation zunehmend verschlechterte, eine computertomografische Darstellung des Brustkorbs.

Der Assistenzarzt legte auf. Es kostete ihn sicher zwanzig Minuten Zeit, einem diensthabenden Radiologen zu erklären, warum er eine CT-Untersuchung zu diesem Zeitpunkt bei diesem Patienten wollte, und letztlich wurde sie auch durchgeführt. Durch eine Verknüpfung beider Kliniken konnten teleradiologisch die CT-Bilder übermittelt werden, sodass der konsultierte Kollege Zugriff hatte. Insgesamt eine Stunde und fünf Minuten nach dem ersten Anruf klingelte das Telefon dieses thoraxchirurgischen Kollegen erneut. Er erkundigte sich nach dem Patienten: Dieser jedoch war dem Tod näher als dem Leben. Als er die Bilder sah, wusste er warum.

Die eine Hälfte des Brustkorbs, die anfänglich mit der Nadel punktiert worden war, war mit Blut vollgelaufen, welches folglich die Lunge verdrängt hatte – ein Sauerstoffaustausch fand hier nicht mehr statt. Der Kollege, der die Nadel zwischen den Rippen in den Brustkorb gesteckt hatte, hatte vergessen, nach der Blutgerinnung des Patienten zu schauen. Diese war aufgrund der Einnahme eines stark blutverdünnenden Medikamentes wegen eines Herz-klappenersatzes nahezu nicht mehr vorhanden. Somit blu-tete es aus einem winzigen Blutgefäß, welches durch die Na-delspitze tangiert worden war, unaufhörlich und literweise in den Brustkorb.

Die andere Hälfte war ebenfalls nicht belüftet, da der Be-atmungsschlauch zwar durch den Mund verlief, dann aber, statt einen regelrechten Verlauf in der Luftröhre zu neh-men, an einer weichen Stelle dieser zwischen den Knorpel-spangen durchgedrückt worden war und zweckbefreit in den Halsweichteilen entlang an der ersten Rippe vorbei von oben in den Brustkorb gerammt war. Dort strömte der Sau-erstoff aus der Maschine in das Lungengewebe und kom-primierte dieses. Auch hier wurde das Blut also nicht mehr mit Sauerstoff angereichert, und das seit insgesamt über ei-ner Stunde. Zum Vergleich: Der Rekord für das Apnoetau-chen eines Menschen bei handelsüblicher Umgebungsluft liegt bei elf Minuten fünfunddreißig Sekunden und wurde 2009 durch Stéphane Mifsud aufgestellt.[32]

Der Patient starb, während der junge Kollege am Telefon stammelte und panikierte. Er hatte vor diesem Patienten erst einmal in seinem Leben irgendwas intubiert, und zwar ein Plastikrachenmodell. Und er hatte vergessen, den wei-testgehend starren Führungsstab im Inneren des ansonsten weichen Beatmungstubus zurückzuziehen. Alles sei so un-übersichtlich gewesen, und er habe mit Kraft nachgedrückt, mit viel Kraft. Er wusste sich nicht anders zu helfen, einen erfahrenen Intensivpfleger, gar einen erfahrenen Arzt, gab es nicht.

Der thoraxchirurgische Kollege legte auf. Als er mir diese Geschichte erzählte, war er in keinster Weise gehässig oder vorwurfsvoll dem jungen Kollegen gegenüber. Er sagte nur sehr leise: »Das hätte bei uns auch passieren können.«

Er hat der Chirurgie, die er sicher begnadet an und vor allem in den Patienten bringen konnte, erschreckenderweise mittlerweile den Rücken gekehrt und stempelt im Gesundheitsamt fern von Verantwortung unter all den Missständen und fürchterlichen Nachtdiensten in kompetenzfreien Räumen Impfpässe ab. Und geht pünktlich und entspannt nach Hause. Für all die Patienten, die das große Glück gehabt hätten, an einen großartigen, begabten Chirurgen zu gelangen in einer Stunde großer Qual, ein nicht zu bemessender Verlust.

Während des sehr überschaubaren Zeitraums, in dem dieses Buch entstand, habe ich allein in meinem direkten Umfeld mehrere sehr erfahrene Klinikärzte aus ihrem Beruf ausscheiden sehen, um sich fernab von klinischem Einsatz ein erträglicheres Leben zu suchen. Weitere Kollegen planen diesen ultimativen Schritt jeden Tag aufs Neue.

Fünf-Dollar-Nutte

Ich muss unweigerlich an den Bericht eines anderen allgemeinchirurgischen Kollegen denken. Dieser wandte nach zwanzig Jahren in einem kleinen 140-Betten-Krankenhaus, welches nicht den segensreichen Luxus eines Telefonjokers wie in der vorangegangenen Geschichte hatte, letztlich völlig frustriert und ausgebrannt dem Klinikalltag den Rücken zu und arbeitet nunmehr halbtags beim Medizinischen Dienst der Krankenkassen. Er selbst hat seinen Gesinnungswandel wie folgt beschrieben: »Ich fühle mich wie eine billige Fünf-Dollar-Nutte. Ich habe mir an diesen beschissenen Arbeitsbedingungen die Zähne ausgebissen, immer versucht, das Beste aus der Lage zu machen, aber ich kann nicht mehr. Ich verhökere alle meine Werte an den Meistbietenden, auch wenn es der Staatsfeind MDK ist.«

Der Vorfall, der zu seinem Jobwechsel führte: Ein älterer Herr Mitte 80 lag in der Notfallaufnahme eben jenes kleinen Krankenhauses mit 140 Betten und täglich wegsterbender ärztlicher und pflegerischer Kompetenz. Er hatte es nicht weit und kam als Fußgänger zwei Stunden zuvor in die Anmeldung gelaufen. Er hatte seit einigen Tagen Schulterschmerzen, fühlte sich jetzt aber auch arg schlapp. Entgegen seiner bisherigen Einstellung, nie zum Arzt zu gehen, hatte er sich an diesem Tag doch durchgerungen.

Der völlig überforderte, nur sehr gebrochen Deutsch sprechende Assistenzarzt aus Rumänien, die Muräne genannt, war mit den anderen drei Patienten schon völlig eingespannt, unterhielt sich nur kurz mit dem Großvater. Schulterschmerzen seit drei Tagen, verstünde er nichts von, stellte ein chirurgisches Konsil aus, damit ein Kollege aus einer orthopädischen Abteilung sich seine Schulter anschauen würde. Als eben jener chirurgische Kollege und zukünftiger MDK-Rekrut weitere zwei Stunden später aus dem Operationssaal kam, wo alles doppelt so lange gedauert hatte, weil das OP-Personal so ausgedünnt war, lag der alte Mann mit Restkreislauf am Sterben auf der Trage.

Schulterschmerzen sind gern mal ein Hinweis auf einen Herzinfarkt, manchmal gar das einzige Symptom. Die Sprachbarriere machte es schier unmöglich zu eruieren, wie lange welche Beschwerden schon bestanden hatten, zumal der betagte Patient Dialekt sprach und für den Nicht-Muttersprachler unmöglich zu verstehen war. Er hatte Kinder, die lebten aber weit hoch im Norden und im Ausland – es würde null Konsequenzen haben.

Natürlich hätte der Assistenzarzt im Anerkennungsjahr, ohne jegliche absolvierte Sprachprüfung übrigens, seinen Oberarzt im Hintergrund anrufen können, morgens um zwei Uhr. Der musste aber am nächsten Tag, so wie jeden Tag, allein die Station versorgen und die gesamten Magen-Darm-Spiegelungen machen, hatte aufgrund Personalmangel mit einem weiteren Oberarztkollegen bereits dreizehn Hintergrunddienste und unmissverständlich klargemacht, dass er für »beschissenen Kleinkram« nicht geweckt werden wollte.

Kaputtgeschrubbt

Das hochqualifizierte Personal des Gesundheitswesens ist wie ein Motor. Natürlich kann man ihn ständig bei 7.000 Umdrehungen pro Minute fahren. Er wird nur sehr heiß und hat eine extrem verkürzte Lebensdauer.

Ein Gegenbeispiel? Die schwedischen Protagonisten in ihrem System, das sicher auch nicht fehlerfrei ist, werden durch eine grundlegend arbeitnehmerschützende Mentalität vor dem Verheizen bewahrt, sodass sie sich sogar nach Erreichen des Rentenalters häufig freiwillig für einige Stunden in der Woche bereiterklären – und zum Beispiel als erfahrene Chirurgen den aufgeregten jungen Kollegen zur Hand gehen im OP-Saal oder als mit allen Wassern gewaschene, mehrjährig praxiserprobte Intensivpfleger ihr Wissen und ihre Alltagstricks weitergeben. In Pandemiezeiten hat sich das, seltsamerweise, mehr als bewährt. Diese Bewahrung und Weitergabe des Wissens ist unbezahlbar und macht ein System langfristig deutlich stress- und belastungsresistenter.

In Schweden wird bei Mangel an Pflegepersonal ganz einfach die Station von vierzig auf zwanzig Betten heruntereguliert. In Deutschland mimt der verbliebene einsame Fachpfleger mit der geliehenen Schwesternschülerin aus der Darmspiegelungsabteilung den Kompetenzleuchtturm auf der Vierzig-Betten-Station für das untergehende Schiff Patientenversorgungsqualität. Welch heldenhafte Leistung! Der Patient, der auf solch einer Station liegt, wartet vergeblich, dass beim Klingeln eben jener Pfleger beim Toilettengang hilft oder den Grießbrei anreicht. Folglich liegt der Patient hungrig in einem nassen Laken und weiß sich nicht anders zu helfen als durch lautstarkes Fluchen. Wovon die Laken nicht trocken werden. Für den Pfleger ist eine derartige Situation, sobald sie einigermaßen überstanden ist, verständlicherweise ein Grund, sich zwei Wochen krankzumelden. Was wiederum zu einer Mehrbelastung seiner verbliebenen Kollegen führt.

Der Scheißekelch wird immer weitergegeben – aber einer löffelt ihn am Ende aus. Und das sind meistens die, die nicht nach Schichtende den Stationswänden den Rücken zukehren können. Schon gar nicht mit 80 und dement.

Ruhe vor dem Sturm: Große und kleine Krankenhäuser am Rande des Wahnsinns

Auf der Zielgeraden dieses hässlichen Dienstmarathons schlurfe ich Richtung Intensivstation.

Es liegen fast zwei Jahre COVID-Pandemie hinter uns. Unser Alltag ist um einiges schwieriger und zermürbender geworden, als er es vorher schon war. Ich bin seitdem »systemrelevant«, weil Oberärztin einer Unfallchirurgie in einem Circa-500-Betten-Haus. Aber immer noch in einem durch und durch kaputten Gesundheitssystem mit millionenschweren, weil kommunalpolitikkonformen Subventionen für Totgeburten an Hunderten von kleinen Krankenhäusern, die ihre vermeintliche Sternstunde in der Pandemie erleben durften – eine schwerwiegend falsche, von der Politik hartnäckig am Leben gehaltene Vision. Wie geht jeder Einzelne in diesem Gesundheitssystem mit den gigantischen Herausforderungen und Ungewissheiten um, die diese Pandemie mit sich bringt?

Unser Krankenhaus war bei der Impfanmeldung für die Mitarbeiter »durchs Raster gerutscht«, und es gab monatelang keine einzige Impfdosis. Dafür umso mehr Corona-Patienten. Erst vor Kurzem habe ich notfallmäßig – wie so oft in der unplanbaren corona-nonkonformen Unfallchirurgie – eine ältere Patientin operiert: Sie war zweimalig geimpft, und dennoch war ihr Schnelltest positiv.

Ich habe Kollegen, die selbst schwer an COVID erkrankt sind und ihren körperlich ziemlich anstrengenden Beruf als Chirurg gegen eine Halbtagsstelle als Assistent in einer Hausarztpraxis tauschen mussten, da die Infektion bleibende Veränderungen an der Lunge und dem Herzen hinterlassen hat.

Viele von uns haben lange ohne adäquate Schutzausrüstung gearbeitet oder mit FFP-Masken im Gesicht 24-Stunden-Dienste runtergeschrubbt, die das Gesicht in Streuselkuchen verwandelten, entsetzlich stanken, Kopfschmerzen verursachten und gelegentlich über Nacht aus dem Regal verschwanden, ohne Erklärung.

COVID hat nichts zerstört, was nicht bereits vor der Pandemie im Begriff war zusammenzustürzen. Die Kernfrage lautet unverändert: Warum sollte aus einem dreibeinigen mickrigen Gaul plötzlich ein preisgekrönter Galopper werden? Weil ein paar Menschen an Fenstern stehen und klatschen? Warum sollte aus einem durch und durch maroden Gesundheitssystem plötzlich ein Wunderwerk an personeller Ausstattung und Kompetenzträgern werden?

Wer auch immer daran glaubt, dass die kleinen Krankenhäuser ihre Daseinsberechtigung (zurück-)erlangen in dieser Krise, sollte mir folgende Frage beantworten: Glauben Sie allen Ernstes daran, dass Sie im Kreiskrankenhaus Hinterdingenshausen an einem Beatmungsgerät aus einem Jahr, in dem Kennedy noch lebte, welches von der rumänischen Arzthelferin mit keiner Ahnung und noch weniger Deutschkenntnissen nach einer dreiminütigen Einweisung bedient wird, auch nur den Hauch einer Überlebenschance haben bei einer derart diffizilen Beatmungsstrategie? Wer jetzt mit Ja antwortet, verpflichtet sich bitte schriftlich, dort behandelt zu werden, um die Intensivbetten in den großen Kliniken zu entlasten.

Für große zentrale Häuser ist die Schaffung von Intensivkapazitäten ebenfalls schwierig, aber immerhin sinnvoll möglich. Sinnvoll, da eine personelle Ausstattung auch die Bedienung der Geräte möglich macht, arschknapp zwar, aber immerhin muss nicht der Gärtner oder Pförtner umgeschult werden. Und Personal, welches eine zweijährige Zusatzausbildung in Intensivmedizin absolviert hat, kann höchstwahrscheinlich deutlich mehr Performance ans Intensivbett bringen als die umgeschulte Notaufnahmeschwester des kleinen Hauses, die in 29 Minuten einen Crashkurs bekommt, der beinhaltet: »Dies ist der An-Knopf. Der gleichzeitig der Aus-Kopf ist. Den Rest muss der Arzt können.«

Die Frage, die sich Ihnen als interessiertem Leser hier nach all diesen Seiten voller Fürchterlichkeiten stellt: Welcher Arzt? Der vermeintliche Arzt, ohne gültige deutsche Approbation, da bis dato ohne bestandene Gleichwertigkeitsprüfung bei eklatant wenig Deutschkenntnissen, der höchstens ein bisschen stumpf die Bedienungsanleitung durchblättert und nebenher auf Weißrussisch mit Daheim whatsapped? Mit etwas Glück ist es die Anleitung für das Beatmungsgerät. Ansonsten: die vom Mixer im Aufenthaltsraum.

Falls Sie glauben oder hoffen, auch nur eine Situation der vorangegangenen Seiten sei frei erfunden und beruhe nicht auf tatsächlichen Geschehnissen, warten Sie sicherlich auch auf den Osterhasen, damit er Ihre Eier färbt. Viel Glück dabei! Der Krankenhausarzt: eine aussterbende, weil selten dämliche Spezies.

Selbst wenn Politiker und Lobbyisten versuchen, das Gegenteil darzustellen – ich kann Ihnen versichern: Der Brain-Kompetenz-Drift in Form von abwandernden berufserfahrenen Klinikern, beispielsweise Chirurgen, hat eine Fahrt aufgenommen, gegen die auch ein kleines Virus nicht viel anrichten können wird. Wer als Patient optimal vorbereitet sein will, lernt Syrisch oder Rumänisch oder Weißrussisch oder – Geheimtipp – Hindi.

Abschläge, Strafen, Schließungen

Helfen vielleicht zusätzliche finanzielle Strafen, das Krankenhauswesen in eine bessere Zukunft zu steuern? Durch das 2020 in Kraft getretene Reformgesetz des Medizinischen Diensts der Krankenkassen, kurz MDK, wird zum einen die Prüfquote für alle Abrechnungsfälle eines Krankenhauses von 5 bis 100 Prozent dynamisch an die Zahl insgesamt zu beanstandender Fälle angepasst. Erweisen sich also nach einer Prüfung viele Fälle als fehlerhaft, werden immer mehr kontrolliert. Zum anderen wird seit der Gesetzesnovelle nicht nur der zu viel in Rechnung gestellte Betrag von der Krankenkasse zurückgefordert, nein, es kommt noch eine Strafzahlung obendrauf in Höhe von 10 Prozent der Abschlagssumme, mindestens jedoch von 300 Euro pro beanstandetem Fall. Und das ist finanziell der Todesritt für alle die letzte Existenzwelle surfenden kleineren Häuser.

Nach Prüfung durch den MDK erfolgt ein Abschlag

seitens der Krankenkasse auf die Krankenhausrechnung. Diese Abschläge ergeben sich aus Fehlbelegung, fehlender oder mangelhafter Dokumentation des Behandlungsverlaufes eines Patienten. Eine adäquate Dokumentation von einem Assistenten zu erwarten, der Klettverschlussschuhe trägt, weil er keine Schleife in seine Schnürsenkel machen kann, ist ebenso humorig wie grenzwertig. Ob die Fehlbelegung der Tatsache geschuldet ist, dass ein eigentlich ambulant gesehener Patient aufgrund mangelnder Rettungsmittel nicht am selbigen Tag wieder heimgebracht werden und somit – medizinisch grundlos – im Krankenhaus schlafen muss, ist dem MDK vollkommen gleich. Für ein Krankenhaus mittlerer Größe mit etwa 500 bis 600 Betten bedeutet diese Gesetzesneuerung eine weitere Minusbilanz von geschätzt 500.000 Euro im Jahr. Alle Krankenhäuser der Republik zusammen kommen bei einer lächerlich niedrigen Prüfquote von 12,5 Prozent auf immerhin fast 380 Millionen Euro. Viel Geld, das den Krankenhäusern für Personal und Equipment fehlt – oder durch medizinischen Schwachsinn zusätzlich erwirtschaftet werden muss.

Liebevoll heißt diese Reform inoffiziell deswegen das »Kleine-Krankenhäuser-Schließungsgesetz«. Alternativ könnte man natürlich noch mehr Subventionen als bislang in diese Totgeburten an Krankenhausrettungen stecken, die selbstverständlich in den größeren Häusern fehlen für Geräte, Instandsetzungen, Renovierungen, Personal und so weiter. Doch was ist die Lösung für diesen Missstand?

Deutschland liegt im europäischen Vergleich in puncto Krankenhausbetten pro 100 000 Einwohner an der Spitze – 60 Prozent über dem Durchschnitt, Platz zwei hinter Österreich. Die Zahl der Behandlungsfälle im stationären Setting seit 1993 ist um 15 Prozent gestiegen in Deutschland, in Dänemark im gleichen Zeitraum um 32 Prozent gesunken.[33]

Wieso nehmen wir uns kein Beispiel an Ländern, in denen eine Reform zugunsten der Patientenversorgung bereits funktioniert hat? Dänemark hat nach ausführlicher Aufklärung der Bevölkerung aus circa neunzig Krankenhäuser etwas mehr als dreißig gemacht, hochspezialisiert, mit ausreichend Personal und einem aufgestockten boden- und luftgebundenen Rettungswesen. Und die Sterblichkeitsrate bei beispielsweise Herzinfarkten auf ein Drittel der deutschen Werte gesenkt.[34]

Der richtige Ansatz wäre somit die Schließung all der kleinen Häuser, die mehr tot als lebendig fernab von qualitativ hochwertiger Versorgungsmöglichkeit mit einem Minimum an Personal den langsamen Tod sterben und hierbei unter leeren Lobhuldigungen von realitätsfernen Lokalpolitikern Millionen an Subventionen erhalten. Diese fehlen wiederum zur Investition in den großen Häusern, die am langen Arm verhungern und ihr Personal immer straffer an die Kandare nehmen müssen. Ein Ersatz kleinerer Häuser durch Polikliniken und MVZ wäre indiziert, zum Beispiel unterstützt durch den Ausbau des boden- und luftgebundenen Rettungswesens, da der einzelne Patient konsequenterweise weitere Wege zur geeigneten Klinik hätte. Das Personal aus den geschlossenen Häusern könnten helfen, den eklatanten Mangel in den großen Häusern zu verbessern.

Das Sterben der Krankenhäuser ist nicht schön. So wie das Sterben im Allgemeinen keine schöne Assoziation in uns hervorruft. Wenn wir es aber in der Hand hätten, was würden wir bevorzugen? Mir fällt ein Patientenschicksal dazu ein, er hatte ein Hochrasanztrauma beim Verkehrs-unfall erlitten. Ich stand mit meiner Dienstmannschaft still nickend um den Befundungsmonitor des CT, fahles Licht des Bildschirms auf unseren verschwitzten Gesichtern. Eigentlich nur eine unkomplizierte Beckenringfraktur. Nichts Schlimmes, würde heilen. Klitzekleiner Zufallsbefund. Riesiger Hirntumor, unerfreulicherweise in direkter Nähe zum Hirnstamm. Vermutlich kein Weihnachten dieses Jahr. Und nun? Lebensversicherung ausbezahlen lassen, Saufen, Huren, Drogen? Schnell am besten. Es würde leider kein Ritt in den Tod bei 280 Stundenkilometern mit einer orgiastischen Dodge Demon mit ozonlochpflegendem blubbernden 7 Liter Hubraum unter dem Arsch werden. Sondern ein mit dem Gesicht im 5 Grad kalten Schlamm als Zigfach-Amputierter langsames elendes Dahinrobben. Wie das Dahinsiechen der Krankenhäuser, die statt auf ein Schrecken mit Ende auf einen endlosen Schrecken hinsteuerten.

Natürlich beinhaltet ein derartiger Wandel viele Facetten, beispielsweise eine Veränderung der Verantwortung für den eigenen Körper: Wie kann man ernsthaft glauben, einen langfristigen Behandlungserfolg erzielen zu können, wenn die einzige Leistung des betroffenen Patienten darin besteht, sich wie ein fetter Käfer stumpf auf den Rücken zu schmeißen und zu stöhnen: »Jetzt mach, dat alles supi wird.«

Aber auch eine Umerziehung bezüglich des Notfallambulanz-Shoppings vieler Patienten ist bitter vonnöten, die sich morgens um 2 Uhr mit wochenalten völligen Bagatellsymptomen vorstellen mit den Worten: »Na ja, Sie haben ja eh auf, und im Fähnsähn läuft gerade niggs Gutes.«[35]

Die Quintessenz des Wandels muss eine Aufgabe des Prinzips sein, mit kranken Menschen Geld und immer mehr davon verdienen zu wollen. Eine schwarze Null, von mir aus, mehr nicht. Das wird letztlich nur möglich sein, wenn das Vergütungssystem sich auch dahingehend ändert, dass Prävention vor Komplikation gefördert wird. Zum Beispiel so: Ein gängiges Konzept in Skandinavien, mit einer großen Befugnis und Selbstständigkeit für die behandelnden Physiotherapeuten ist die Grundlage für einen gänzlich anderen Umgang mit dem Krankheitsbild Arthrose, bei dem beispielsweise Implantation von Kunstgelenken nur bei Normalgewicht und nachweislich mindestens zwölf, besser vierundzwanzig Monaten Physiotherapie überhaupt erst infrage kommt.

Und hier? Wieso kloppt das kleine Haus am Rande des Gesundheitssystemwahnsinns aufgrund des ökonomischen Drucks auch jedem noch so fetten Diabetiker mit einem vor dem Komma zweistelligem HbA1c-Wert zur Überprüfung des Langzeitblutzuckers, wenn dieser eigentlich unter 6,5 Prozent liegen müsste, und mit Koronarplaques, Verkalkungen der Herzkranzgefäße, so groß wie Tontauben die Knieprothese rein? Weil man mit der anschließenden ganz sicher eintretenden Komplikation, der infektbedingten, also septischen, Revision beispielsweise, richtig Asche machen kann. Auch wenn die Prothese schon lange bei infektbedingt weggeschmolzenem Weichteilmantel ins Sonnenlicht schaut (»Reflexion sign positive«). Nach dreiundzwanzig Vakuumversiegelungswechseln und völlig verschlissenen Angehörigen und zermürbten sozialen Auffangstrukturen für derart kranke Patienten erfolgt dann am besten freitagnachmittags die Verlegung in ein Kompetenzzentrum, das seltsamerweise vollläuft mit derartigen Fällen und gigantische Bugwellen an Patienten vor sich herschieben muss.

3 Uhr nachts, mal wieder

Werde ich noch mehr unsinnigen Kram operieren müssen oder einfach nur doppelt so viel und damit natürlich die Qualität der Versorgung opfern und meine eigene Fehlerquote erhöhen?

All dies sickert zäh durch meine völlig übermüdeten Hirnwindungen, als ich für fünf Minuten die Augen schließe auf dem Sitzbänkchen in der miefenden OP-Umkleide nach diesem grässlichen 24-Stunden-Dienst. In der Umkleide hängt an den wenigen Haken Zivil- neben Dienstbekleidung, fürchterlich ranzig müffelnde Schuhe liegen wahllos unter Bänken und auf Regalen. Die Hygiene leidet bekanntermaßen als Erstes unter Geld- und Platzmangel. Es fehlt nur noch die Dienstübergabe an meine Kollegen. Ich überlege kurz, ob ich mich durch Wegsterben bei Müdigkeit dieser entziehen kann. Meine Unterschenkel sind so geschwollen, dass die durchgeschwitzten Socken hässliche Einschnürringe hinterlassen. Fünfminütiges Augenschließen kommt überraschenderweise keinem Zwölf-Stunden-Schlaf in einem frisch bezogenen Bett in einer Fünf-Sterne-Suite gleich.

Eine gefühlt uralte und eine nur optisch frischere Dienstmannschaft bei Visite auf der Intensivstation: Die Heimmannschaft aus Narkoseärzten spielt in den bekannten dunkelblauen Pyjamas der Intensivstation, die chirurgische Touristengruppe schlurft in übergroßen Kermit-der-Frosch-grünen Kitteln durch die Boxen. Der Geruch nach Desinfektionsmitteln, Reinigungsschaum und reichlich Darminhalt. Am Ende des Gangs vor der Tür aus Stahl und Milchglas bewegen sich die übermenschlich großen Schatten der Angehörigen unruhig hin und her, wie amorphe Zirkustiere hinter Gitterstäben hospitalisierend. Kommt da der Begriff her?

Mir fallen die Worte aus einer Werbung für eine Jobbörse ein: »Frieden finden, wo andere wahnsinnig werden.«

Ein mehr als geschätzter Kollege rempelt mich spielerisch an und schaut demonstrativ in eine andere Richtung. Ich flüstere: »Hey Bitch, geh Bier holen.«

Er lacht ganz leise ein jungenhaftes Lachen, das mein abgekämpftes Herz den nächsten Schlag vergessen lässt. Wenn ich ihm nur irgendwie klarmachen könnte, dass er viel zu gewissenhaft und aufrecht für diesen Job ist; dass er dringend eine Ausstiegskarte aus diesem Müll suchen muss, einen Blumenladen zum Beispiel, damit er an diesem gelebten Elend des Spagats zwischen Hochleistungsmaschinerie an Massenmedizin und einem kärglichen Berufsethos nicht kaputtgehen muss. Kaputtgehen wie so viele meiner Kollegen – egal, ob an dem dritten Magendurchbruch, dem geheim gehaltenen Selbstmordversuch, der dreifachen Medikation gegen Bluthochdruck oder den völlig kaputtgeschmirgelten und mehrfach gebrochenen Backenzähnen aufgrund stressbedingten Zähneknirschens. Seltsam, Altruismus selbst im ätzendsten eigenen Elend. Ich höre am Rande meiner Gedanken den Kollegen, der uns den Todeszeitpunkt des Patienten mit einer suizidalen Kopfschussverletzung nennt.

Ich frage mich beim Blick auf die großen roten Ziffern der Digitaluhr an der Wand der Box, warum ich diesen Job eigentlich überhaupt machen will. Warum überhaupt irgendjemand diesen Job machen wollen würde. Es empfahl sich, nicht ganz normal zu sein. Außerdem sollte man wenig bis gar keinen Wert auf geregelte Nahrungsaufnahme, ungestörte Nachtruhe und planbares Privatleben legen.

Letzten Endes war das unkalkulierbare, undankbare Behandeln ungeplant krank werdender Menschen seltsamerweise ein Minusgeschäft schlechthin, die verschwitzte Unfallchirurgie im Besonderen, insgesamt nur tragbar und finanzierbar mit enthirnter Elektivchirurgie und wachsweichen Indikationen.

Die Alterspyramide der Ärzte in allen Bereichen, völlig unabhängig von der Fachrichtung, lässt mich ahnen, dass ich bis ins hohe Methusalem-Chirurgenalter Dienste schrubbend kaputtgehen werde. Oder Alkoholismus – oder Suizid. Wie der unfallchirurgische Chef einer westwärts gelegenen Klinik, und zwar nicht der erste Suizidversuch, sondern der dritte. Warum er überhaupt weiterarbeiten durfte, wusste auch niemand mehr zu beantworten. Aber letztlich muss es gar nicht der physische Suizid sein, um die Konsequenzen zu verdeutlichen. Ein erfahrener Kliniker, der diesem ganzen System den Rücken kehrt und von nun an Schafe auf Norderney züchtet, ist für seine Patienten ebenso verloren wie jener, der in eine Urne passt.

Zum einen bin ich müde und es leid, Arzt in diesem System sein zu müssen, ständig im Eiertanz einerseits mit der drastisch schwindenden eigenen Lebensenergie aus Scheiße Gold machen zu müssen, sabotiert durch bürokratische und systemimmanente Hürden, und andererseits dem drohenden Abgleiten in fachfremden Schamanismus und vermeintliche Privatpatienten-Abrechnungsparadiese.

Zum anderen glaube ich ungünstigerweise leider nicht an den ärztlichen Hochglanzlebensweg, der finanziert wird durch das Herbeischwindeln von vermeintlich großartigen

Studienergebnissen zu zentrifugiertem Eigenblut-Eigenurin-unter-die-Haut-spritz-Blödsinn und dem hochpreisigen Abrechnen dieser Prozeduren. Und auch nicht daran, dass übermenschliche Empathie und unerschöpfliche Nächstenliebe Menschenleben retten können, sondern ein fetter Fixateur und ein scharfes Skalpell in einer ruhigen Hand. Aber nein, ich finde es nicht durchweg großartig, von zerborstenen Gliedmaßen, kreischenden Menschen und überrollten Körpern umgeben zu sein, durch Scheiße, Blut und Hirn zu waten – ich bin nur stark genug, es zu ertragen. Talent ist aber keine Verpflichtung, Gabe keine Bestimmung.

Und wenn man es derart unattraktiv und erniedrigend serviert bekommt, wie es dem Klinikarzt nun mal geschieht, dann fallen mir nur die Worte eines chefärztlichen Kollegen ein, als er seine Kündigung abgab, weil er die dreiste und ganz offensichtliche Körperverletzung seiner Patienten zugunsten des heiß geliebten Rubels nicht mehr mittragen wollte: »Macht euren verschissenen, verfickten Hurenseich grad selber.«

Mein müdes Hirn kramt eine abgegriffene und zu vergilben beginnende Erinnerung vom Ende einer bauchchirurgischen Vorlesung aus meinem letzten Studienjahr heraus, als der Professor sagte: »Ein Land, das seine Ärzte schlecht behandelt, wird einen hohen Preis dafür bezahlen. Denken Sie an meine Worte.« Nicht nur daran denke ich. Auch an die Dutzende, Hunderte, Tausende Kollegen in allen noch so kleinen oder großen Häusern der Republik, alle stets mit dem Arsch vor der Fräse, den irrsinnigen Vergütungen von Krankenkassen ausgesetzt, die zusammenfassend Komplikationen üppig entlohnen, Prävention exakt null.

Die den betriebswirtschaftlichen Launen der kaufmännisch Direktion ausgesetzt sind, die aus Schnitzelkindern aus Einödia bestehen, die früher nie ins Brennballteam gewählt wurden. Folglich einem Lobbyismus und einer maximalen Entmenschlichung der Medizin ausgesetzt sind, keine Unterstützung durch ihren entmannten Chefarzt erfahren und dennoch jeden Morgen als Einzelkämpfer ihr Stationsarztzimmer betreten, endlos bemüht, entgegen allen Widrigkeiten, ihre Patienten adäquat und menschlich zu versorgen. Der Sperrmüllberg der chirurgischen Seele wird immer größer, ein Abholtermin ist nicht in Sicht. Wieso bloß ordnen Ärzte in der ganzen Republik die Indikation dem Entgelt unter? Seit wann operieren wir nur, weil wir es können, nicht, weil wir es sollen?

Der putzige Versuch, bei immer höherer Arbeitsbelastung die Komplikationsraten geringer zu halten, bringt hochtrabende schnieke Lufthansa-Kooperationen und ähnliche Spielarten ans Tageslicht,[36] soll aber letztlich nur davon ablenken: Personal- und Kompetenzlöcher lassen sich nicht mit Löchern stopfen. Manche begreifen sehr rasch, dass solche Allegorien gewaltig hinken. Von wie viel Realitätswahrnehmung und »Mut zur Offenheit« kann die Rede sein, wenn Kollegen, die Missstände anprangern, kaum zeitverzögert als nicht belastbare Querulanten dargestellt werden?

Der Klang des Hubschraubers und von seinen Rotorblättern im Stakkato zerhackt Sonnenstrahlen auf meinem müden Gesicht. Die telefonische Prophezeiung erfüllt sich. Warum sollen nur wir Spaß haben dürfen, auch an einem Sonntag darf gestorben und sich zerlegt werden. Der Tod mag je nach Glaubensrichtung und spiritueller Orientierung vielleicht Kleinkram sein, er ist aber auf jeden Fall weder delegierbar, noch kann man gut mit ihm verhandeln. Prinzipiell könnte er gern ein paar erholsame einsatzlose Tage weit weg mit Kleenex, Melkfett und Fertigpizza verbringen, er tut einem Chirurgen in diesem System aus Irr- und Wahnsinn den Gefallen aber komischerweise nie. Dank all der auf den vorangegangenen Seiten beschriebenen Versorgungskatastrophen hat er es auch relativ einfach, zugegeben.

Ich bin entsetzlich hungrig. Essen wäre nicht schlecht. Viel davon. Ein frittierter Wal zwischen Toastbrotscheiben wäre gut. Gefüllt mit gedünsteten ganzen Lämmchen, als Vorspeise. Und einen Drink zum Brunch, Melperon mit Martini beispielsweise, ist groß im Kommen. Und zum Nachtisch ein Perlhuhnomelette, mit Eiern aus Bodenhaltung – die gibt es offensichtlich nur noch im Kontext mit Eierkartons mit glücklichen Hühnern drauf. Oder ein Tavor Leckstein, damit wäre es dann auch egal. Und das, obwohl ich mich in diesem Dienst, in dieser Woche, diesem Monat und diesem Jahr so wie jedes andere auch, nicht schlecht geschlagen habe.

Danksagung

So viele Leidensgenossen auf diesem Weg, so viele Be-
kloppte und/oder verlorene Seelen. In Gedanken habe ich
niemanden vergessen.

Mein Dank gilt aber auch und vorrangig meiner Mutter, der ich mit meinem Lebensweg sicher so manch eine
schlaflose Nacht beschert habe, meiner lieben Professorin
Ananas-Päpstin, meiner so herzensguten wie starken Freundin und lebensrettenden Krankenschwester C-Hase, der
Mickey-Mouse Ringer wie Boxer, der Durche und DaDa,
dem Blasehasen, Martin aus dem U17-Trainingslager, dem
schwäbischen Nuschelorakel, der Fischerin, dem Geronto-
saurus, einem Lungenfrisör vor der Haustür von Familie
Yüksel, Dr. Dehmuht, »Ich-mach-Ihnen-ein-gutes-Bein«-
Volkmar, Dr. Oberarzt »Folgendes:!«, Olaf und Herrn RR,
dem Trouble-Maker »8-von-2-Lampen-an«-Rocket mit der
Boden-Boden-Rakete Nikolausi, dem billigen Weltklasse-
Syrah aus dem Supermarkt, dem völlig durchgeknallten
Eichkater im winterlichen Idsteiner Garten, Tom, T. C. und
R. Pirsig, der Hagia Sophia, die schon viele Idioten hat kommen und gehen sehen, der gnadenlosen thrakischen Sonne
und Holger Stockhaus für eine erschreckend gute Darstellung von enthirnter Wiederholung der Geschichte, die rein
gar niemanden zu stören scheint.

Anmerkungen

[1] Martin Albrecht u. a.: *Faktencheck Pflegepersonal im Krankenhaus. Internationale Empirie und Status quo in Deutschland*, Bertelsmann Stiftung, 2017, https://faktencheck-gesundheit.de/fileadmin/files/BSt/Publikationen/GrauePublikationen/VV_FC_Pflegepersonal_final.pdf.

[2] Claudia B. Maier, Linda H. Aiken: »Task shifting from physicians to nurses in primary care in 39 countries: a cross-country comparative study«, *European Journal of Public Health* 6/2016, https://academic.oup.com/eurpub/article-abstract/26/6/927/2616280.

[3] Deutsche Gesellschaft für Internistische Intensivmedizin und Notfallmedizin (DGIIN): »Online-Befragung Belastungserleben während der dritten Coronawelle«, 22. April 2021, https://www.dgiin.de/files/dgiin/aktuelles/2021/20210422_Onlinebefragung-Belastungserleben-Corona-Pandemie.pdf.

[4] Corinna Emundts im Interview mit Prof. Heinz Rothgang: »Corona-Krise macht Probleme sichtbarer«, *Tagesschau.de*, 12. November 2020, https://www.tagesschau.de/inland/interview-rothgang-101.html.

[5] Iris Völlnagel: »Pflegenotstand: Überlastung in Kliniken: Pflegekräfte hadern mit ihrem Job«, *Tagesschau.de*, 8. April 2021, https://www.tagesschau.de/wirtschaft/pflege-arbeitsplatz-kuendigungen-101.html.

[6] Natalie Baier u. a.: »Emergency and urgent care systems in Australia, Denmark, England, France, Germany and the Netherlands – Analyzing organization, payment and reforms«, *Health Policy* 1/2019, https://www.sciencedirect.com/science/article/pii/S0168851018306390.

[7] OECD: »Mortality from Circulatory Diseases«, *OECD Health Statis-*

tics 2019, 7. November 2019, https://www.oecd-ilibrary.org/sites/4b1b32a8-en/index.html?itemId=/content/component/4b1b32a8-en.

8 »Kosten für Einsätze von Rettungswagen steigen drastisch«, *Süddeutsche Zeitung*, 25. Februar 2018; https://www.sueddeutsche.de/wirtschaft/notruf-112-kosten-fuer-einsaetze-von-rettungswagen-steigen-drastisch-1.3881797.

9 Sebastian Richly: »Wie viel kostet ein Rettungseinsatz?«, *Augsburger Allgemeine*, 18. Juni 2016, https://www.augsburger-allgemeine.de/bayern/Notruf-Wie-viel-kostet-ein-Rettungseinsatz-id38113027.html.

10 »§ 201a Verletzung des höchstpersönlichen Lebensbereichs und von Persönlichkeitsrechten durch Bildaufnahmen« *Strafgesetzbuch*, https://www.gesetze-im-internet.de/stgb/__201a.html.

11 Techniker Krankenkasse: *Gesundheitsreport 2017. Weitere Auswertungen zu Arbeitsunfähigkeiten*, TK, 2017, https://www.tk.de/resource/blob/2033998/c81e11df67c0d827f3820c9fd509e006/gesundheitsreport-au-2017-data.pdf.

12 Deutsche Gesellschaft für Ernährung: »Immer mehr Schwangere sind zu dick. Aktuelle Daten zur Übergewichtsentwicklung im 14. DGE-Ernährungsbericht«, *DGE aktuell* 28/2020, https://www.dge.de/presse/pm/immer-mehr-schwangere-sind-zu-dick.

13 Berufsverband Deutscher Anästhesisten: »Operateur hält Hygienestandards nicht ein« *Fall des Monats*, September 2018, https://www.cirs-ains.de/cirs-ains/publikationen/bda-und-dgai/fall-des-monats/758-2016-06-04-10-45-43.html.

14 Robert-Koch-Institut: »Neue Schätzung zur Krankheitslast durch Krankenhaus-Infektionen«, Pressemitteilung, 15. November 2019, https://www.rki.de/DE/Content/Service/Presse/Pressemitteilungen/2019/14_2019.html.

15 Gemeinsamer Bundesausschuss: *Regelungen des Gemeinsamen Bundesausschusses zu einem gestuften System von Notfallstrukturen in Krankenhäusern gemäß § 136c Absatz 4 des Fünften Buches Sozialgesetzbuch (SGB V)*, 20. November 2018.

16 International Osteoporosis Foundation: »Epidemiology of Osteoporosis and Fragility Fractures«, https://www.osteoporosis.foundation/health-professionals/fragility-fractures/epidemiology.

[17] Berufsverband Deutscher Anästhesisten.»Anästhesie-Pflegemangel eskaliert«, *Fall des Monats*, Dezember 2018, https://www.cirs-ains.de/files/fall-des-monats/FdMDezember2018.pdf.

[18] Lucia Schmidt: »Sind deutsche Unfallchirurgen und Orthopäden noch erste Liga?«, *FAZ*, 27. Oktober 2019, https://www.faz.net/aktuell/gesellschaft/gesundheit/bleiben-deutschlands-unfallchirurgen-und-orthopaeden-erste-liga-16441539.html.

[19] Mit freundlicher Genehmigung der Familie F.

[20] Clare Gerade: »Doctors, suicide and mental illness«, *BJPsych Bulletin*CM/2018, https://www.cambridge.org/core/journals/bjpsych-bulletin/article/doctors-suicide-and-mental-illness/A8375D7DE-2537B26392D74CEB33996E6.

[21] A. Vijendren u. a.: »Occupational health issues amongst UK doctors: a literature review«, *Occupational Medicine* 7/2015, https://academic.oup.com/occmed/article/65/7/519/1733714.

[22] Udemezue O. Imo: »Burnout and psychiatric morbidity among doctors in the UK: A systematic literature review of prevalence and associated factors«, *BJPsych Bulletin* 4/2017, https://www.cambridge.org/core/journals/bjpsych-bulletin/article/burnout-and-psychiatric-morbidity-among-doctors-in-the-uk-a-systematic-literature-review-of-prevalence-and-associated-factors/08E4992134A26D418F6526FE5728BC65.

[23] »Bayerisches Rotes Kreuz: Vor allem auf dem Land fehlen Notärzte«, *Aerzteblatt.de*, 20. Januar 2020, https://www.aerzteblatt.de/nachrichten/108751/Bayerisches-Rotes-Kreuz-Vor-allem-auf-dem-Land-fehlen-Notaerzte.

[24] Thristina Heller: »Interview: Herr Jarausch, warum ist es so schwer, Notarzt-Schichten zu besetzen?«, *Augsburger Allgemeine*, 10. Januar 2020, https://www.augsburger-allgemeine.de/bayern/Interview-Herr-Jarausch-warum-ist-es-so-schwer-Notarzt-Schichten-zu-besetzen-id56404426.html.

[25] OECD: »Weniger Übergewicht stärkt Wirtschaft und Gesellschaft«, 10. Oktober 2019, https://www.oecd.org/berlin/presse/weniger-uebergewicht-staerkt-wirtschaft-und-gesellschaft-10102019.html.

[26] Statista Research Department: »Direkte und indirekte Kosten für Adipositas (Fettleibigkeit) in Deutschland 2015«, 21. Juni 2016,

https://de.statista.com/statistik/daten/studie/593247/umfrage/
direkte-und-indirekte-kosten-fuer-adipositas-in-deutschland.

27 »Volkskrankheit Adipositas. So teuer ist Übergewicht«, *MDR.de*,
16. Februar 2021, https://www.mdr.de/ratgeber/gesundheit/
volkskrankheit-adipositas-teures-uebergewicht-100.html.

28 Matthias Wallenfels: »Zeitfresser Dokumentation«, *ÄrzteZeitung*,
2. April 2015, https://www.aerztezeitung.de/Wirtschaft/Zeitfresser-
Dokumentation-249186.html.

29 Kassenärztlichen Bundesvereinigung: *Versichertenbefragung der
Kassenärztlichen Bundesvereinigung 2020. Ergebnisse einer repräsenta-
tiven Bevölkerungsumfrage*, KBV, 2020, https://www.kbv.de/media/sp/
Berichtband_Ergebnisse_KBV_Versichertenbefragung_2020.pdf.

30 OECD: *Health at a Glance 2019. OECD Indicators*, OECD, 2020,
https://www.oecd-ilibrary.org/docserver/4dd50c09-en.pdf.

31 Verband der Privaten Krankenversicherung: *PKV Zahlenportal*,
Dezember 2019, https://www.pkv-zahlenportal.de.

32 »Stéphane Mifsud«, *Wikipedia*, https://de.wikipedia.org/wiki/
St%C3%A9phane_Mifsud.

33 Birgit Hibbeler: »Krankenhäuser: ›Wer Menge anreizt, kriegt
Menge‹«, *Deutsches Ärzteblatt* 43/2013, https://www.aerzteblatt.de/
archiv/148450/Krankenhaeuser-Wer-Menge-anreizt-kriegt-Menge.

34 Sebastian Balzter: »Dänemark: Warum weniger Krankenhäuser gut
für die Gesundheit sind«, *FAZ*, 7. Februar 2020, https://www.faz.net/
aktuell/wirtschaft/daenemark-weniger-krankenhaeuser-sind-gut-fuer-
die-gesundheit-16589065.html.

35 Sebastian Balzter: »Pflegenotstand: Was in der Klinik wirklich schief-
läuft«, *FAZ*, 16. Juni 2020, https://www.faz.net/aktuell/wirtschaft/
unternehmen/krankenhaeuser-in-deutschland-was-wirklich-schief-
laeuft-16803372.html.

36 Nora Schmitt-Sausen: »Qualitätssicherung: Mut zur Offenheit«,
Deutsches Ärzteblatt 7/2018, https://www.aerzteblatt.de/archiv/
196329/Qualitaetssicherung-Mut-zur-Offenheit.

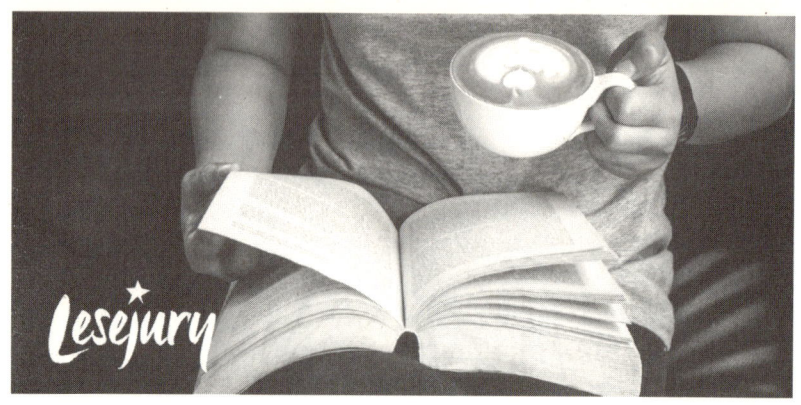

Die Community für alle, die Bücher lieben

In der Lesejury kannst du

★ Bücher lesen und rezensieren, die noch nicht erschienen sind

★ Gemeinsam mit anderen buchbegeisterten Menschen in Leserunden diskutieren

★ Autoren persönlich kennenlernen

★ An exklusiven Gewinnspielen und Aktionen teilnehmen

★ Bonuspunkte sammeln und diese gegen tolle Prämien eintauschen

Jetzt kostenlos registrieren: www.lesejury.de

Folge uns auf Instagram & Facebook:
www.instagram.com/lesejury
www.facebook.com/lesejury